Heinz Rataj

Das Ur-Phänomen Heilung

Wirkungen und Bedingungen spiritueller Heilkunst

EDITION
CO'MED

für Helena und Nicolas

Heinz Rataj

Das Ur-Phänomen Heilung

Wirkungen und Bedingungen spiritueller Heilkunst

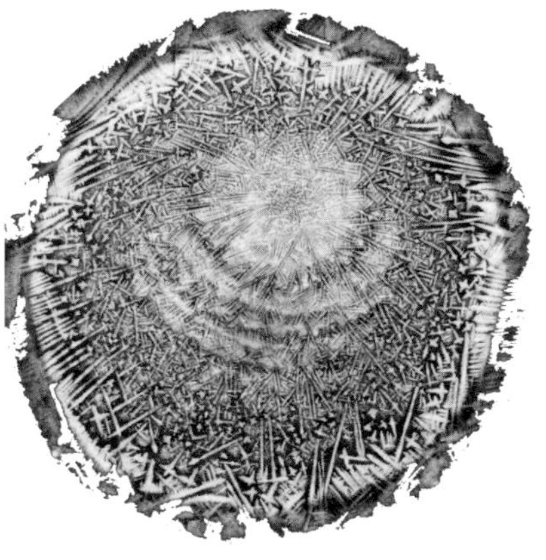

EDITION CO'MED

Umschlag: Jürgen Bücker
Umschlagfoto: Elektronenmikroskopische Aufnahme einer Blutzelle.
Labor: ©Heinz Spagyrik

Satz: Jürgen Bücker

Druck: TZ-Verlag, Roßdorf

Printed in Germany

ISBN: 978-3-934672-33-8

Inhalt

Einleitung

Die in diesem Buch gesammelten Aufsätze zum Thema „spirituelles Heilen" sind im Zusammenhang mit der praktischen Tätigkeit als Heiler, Therapeut und Seminarleiter entstanden. Sie sind der Versuch einer Annäherung, spirituelles Heilen als künstlerische Tätigkeit aufzufassen und darzustellen.

Daraus ergibt sich, dass der Autor keinen wissenschaftlichen Anspruch erhebt, sondern die Texte so gestaltet wurden, dass sie sich „spiralförmig", d.h. dynamisch in die Thematik vertiefen, ohne sich einer stringenten, äußeren logischen Form einzufügen.

Der Schwerpunkt der Ausführungen ist eher einer „Schau-Logik" verpflichtet, einer Wahrnehmungsform, die sich äußeren Aspekten des Themas, durch intuitive und kontemplative „Ein-Sichten", annähert. Die verschiedenen Phasen der Heilwerdung sollten in der textlichen Ausarbeitung immer unter „der inneren Führung des Ganzen" ihre Ausformung erfahren.

Der Heilakt ist insofern als Heil-Kunst anzusehen, als der Heiler seine Wirksamkeit nicht selbst (im wahrsten Sinne) in den Händen hält, also kontrollieren kann und darf, sondern sich immer einer „höheren" Kraft, also einer inspirierten Führung überantworten muss, ohne dabei seine Individualität preiszugeben. Heilen ist somit immer spirituelle Praxis.

Die Texte wurden ursprünglich als Fachartikel verfasst und veröffentlicht und sind aufgrund ihres Aufsatzcharakters (der weitgehend belassen wurde) in sich abgeschlossen. Ich empfehle jedoch allen Lesern, sie in der vorgegebenen Reihenfolge zu lesen, da sie einer ansteigenden Entfaltung folgen. Thematische Wiederholungen ergaben sich ganz organisch durch diesen Entfaltungsprozess, führen aber immer tiefer in das Thema hinein, und sind, so die (hoffnungsvolle) Überzeugung des Autors, dadurch gerechtfertigt.

Im ersten Teil werden die Wirkungen und Bedingungen der spirituellen Heilkunst dargestellt.

Der zweite Teil widmet sich einer von uns gerne angewendeten Methode, dem spirituellen Heilen mit Archetypen.

Im dritten Teil, den „Essenzen", werden Klärungen und Erläuterungen zu wesentlichen Begriffen im direkten Umfeld des Heilens gegeben. Damit soll einer Verflachung dieser Begriffsinhalte entgegengewirkt werden.

Zum Abschluss möchte ich mich ganz herzlich bei allen Heilsuchenden in unserer Praxis, den Teilnehmern unserer Seminare, Ausbildungen und Heilkreisen bedanken, die uns angespornt haben, den „Heiler-Weg" in Form eines kreativen Lebensbegleiters zu gehen und ihn als solchen auch zu vermitteln und zu verkörpern.

Besonders bedanken möchte ich mich auch bei Frau Martina Mayr für ihre unermüdliche Unterstützung bei der praktischen Umsetzung dieses Buches.

Dank auch dem Herausgeber, im Besonderen Frau Maiworm, für die immer verständnisvolle und konstruktive Zusammenarbeit bei der Verwirklichung dieses Buchprojektes.

Ich wünsche uns allen, besonders den Lesern dieses Buches, dass uns das Übergeordnete als Notwendiges in den Blick kommt und dass in der jeweilig geistigen Gestalt, unser Leben mit all seinen Erfordernissen durch dieses durchlichtet wird.

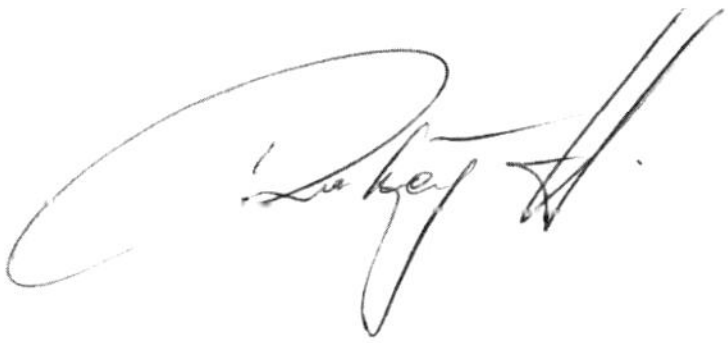

Wien, im Frühjahr 2008

Die Verantwortung des Heilers liegt in der Begegnung.
Heilung vollzieht sich aber in einer Dimension jenseits
von Begegnung.
Begegnung dient als Ermöglichung und Auslösung von Heilung.
Heilung dient der Erfüllung und dem Vollzug.
Begegnung ist individuell.
Heilung ist universell.
Begegnung führt in die eigene Geschichte.
Heilung heißt ankommen in der geistigen Heimat.
Begegnung umarmt.
Heilung erlöst.

„Nur keine Frömmigkeit aus Schwäche, nur kein Glaube aus Ekel, nur kein Gott aus dem Horror vacui, nur kein Kultus des Unsinnigen aus Ungenügen am Sinnhaften, nur keine Metaphysik aus Übelkeit an der Physik, nur keine Theologie aus Mutlosigkeit über die Kosmologie, nur kein Dogma aus Verzweiflung an der Kritik, nur keine Übergabe an den Okkultismus aus der Unvermeidlichkeit eines gewissen Irrationalismus…"

(L. Ziegler)

I. Spirituelles Heilen

1. Wirkungen und Bedingungen der Heilkunst

1.1 Einleitung

Ein großes Anliegen ist es uns, in unseren Seminaren und Ausbildungskursen auf die verschiedensten Erkenntniswege sowohl westlicher als auch östlicher Ausrichtung hinzuweisen. In den meisten Veröffentlichungen zum Thema „Spirituelles Heilen" wird ein viel zu enger Ausgangspunkt gewählt, der sich in der Regel hauptsächlich an theosophisch-okkulten Lehren orientiert.

Gerade heute, durch die gesetzliche Anerkennung des Heilerberufes, ist es von besonderer Bedeutung, eine breite, erkenntnistheoretische Basis für unsere Arbeit zu finden. Es gibt außerordentliche und wunderbare Erkenntnisse aus der Tiefenpsychologie, der Transpersonalen Psychologie, der „Philosophia Perennis", der Existentialphilosophie, der mystischen Tradition, der taoistischen Lebensphilosophie, der buddhistischen Erkenntnistheorie etc.!

Ich denke, dass es ein großer Gewinn wäre, wenn es uns gelänge, das spirituelle Heilen aus der „esoterischen Umklammerung" zu befreien (insbesondere, da „esoterisch" in Wahrheit meist sehr „exoterisch" ausgelegt wird; ich denke hierbei besonders an jahrmarktähnliche Auswüchse, z.B. bei Messen oder Kongressen). Dieses Buch soll Hinweise, Anregungen und Impulse zu einer intensiveren und vertiefenden Herangehensweise geben, um einer Trivialisierung dieser wunderbaren Tätigkeit entgegenzuwirken.

1.2 Heil-Wirkung ist Präsenz-Wirkung

Jeder Heiler[1] muss ausreichende Kenntnisse über den Energiekörper in seinen unterschiedlichsten Ausformungen und Ebenen, auf eine sensitive, möglichst bestgeschulte Art und Weise, d.h. durch jahrelanges diszipliniertes Üben, erlangt haben – so wie jeder Arzt den physischen Körper bis ins Detail in den Anatomie- und Sezierkursen lernen musste. Trotzdem sollte dieses absolut notwendige Handwerkszeug des Heilers und dessen praktische Umsetzung im Heilakt niemals mit dem eigentlichen Heilvorgang verwechselt werden.

Es war uns schon immer ein Rätsel, warum wirkliches Heil-Wirken mit okkulten oder/und medialen, d.h. so genannten „außersinnlichen" (sic!) Vorgängen verwechselt bzw. verwässert wird. Was gewinnt der Okkultist oder das Medium, wenn sie Astralreisen veranstalten und dadurch Informationen aus den feinstofflichen Welten bereitstellen und vermitteln?[2]

Beide gewinnen letztendlich nichts anderes als eine Erweiterung der stofflichen Welt. Immer wieder ist darauf hinzuweisen, dass auch die fein-stoffliche Welt eben STOFFLICH, d.h. im physikalischen Sinn ma-

---

[1] Da die Heiltätigkeit sich durch ihre grundsätzlich empfangende Grundhaltung als prinzipiell weibliche Tätigkeit auszeichnet, haben wir uns für die männliche Bezeichnung „Heiler" als durchgängige Ausdrucksweise entschlossen. Dies soll als Ausgleich und Würdigung beider Geschlechter, die diese Tätigkeit ausüben, verstanden werden.

[2] Okkulte d.h. magische Bestandteile sind im Sinne der Ganzheit des Heilgeschehens von großer Bedeutung. Nur ist darauf zu achten, dass diese nicht verallgemeinert werden, d.h. dass das Heilgeschehen nicht darauf reduziert wird. Der Heilraum sollte weitestgehend auf die „höheren" Bewusstseinsebenen und deren zyklischen oder auch spontan auftretenden transpersonalen (und eben nicht präpersonalen = magischen) Entfaltungen (Mutationen) ausgerichtet sein.

teriell ist, und dadurch eben nicht geistig. Viele, auch sehr renommierte Heiler, unterscheiden hier auf fahrlässige Art und Weise nicht (beispielhaft sei hier eine vom Autor oft gelesene und auch gehörte Aussage: „Chakrenenergie ist geistige Energie"). Aus unserer Sicht kann es sich hierbei bestenfalls um eine Influenzwirkung des Geistes handeln.[3]

Nicht indem wir diese Welt erweitern, ausdehnen, vertiefen etc. fordern wir die seelisch-geistige Entfaltung (welche wirklich den Namen HEILUNG verdienen würde) des Heilsuchenden, sondern einzig durch Überschreiten, d. h. durch Transzendieren derselbigen. Jene Heiler also, die im „Gedankenlesen und Aurabestaunen" aufgehen, werden zu Hedonisten des feinstofflichen Bereiches, wie diejenigen, die vor der grobstofflich-materiellen Welt entzückt die Augen verdrehen. Ein Heiler sollte niemals versuchen, das Mysterium dieser Welt zu ergründen.

„Lasst uns die Geheimnisse feiern, die Mysterien erleben; doch lasst uns alles meiden, welches vorgibt, die heiligsten Stätten zu ergründen."[4]

In einer anderen inhaltlichen Form gilt dies auch für die Psychoanalyse. Auch hier gibt es eine Art Neugierde über sich selbst und andere, ein „Wühlen" in den Tiefen der Seele. Doch wer seine Psyche zum lebenslangen Gegenstand seines Forschens macht, wird dadurch niemals vollkommener.[5]

---

3 siehe dazu Teil VI Welcher Geist heilt?

4 Vgl. Rataj, Heinz: Heil-Wirkung, Edition Inter-View, 2007.

5 Vgl. Kranz, Gisbert: Studien zu C. S. Lewis, Michael (Claasen Verlag, 1983).

Dass die okkulte Welt in den unterschiedlichsten Formgebungen existiert, ist für jeden Heiler natürlich ein Faktum.

Lassen wir hier am Besten zwei erleuchtete Meister zu Wort kommen:

„... Wohl kann es zu einer verhängnisvollen Umkehrung der Zielrichtung führen, wenn der Suchende glaubt, die geheimnisvolle Wirkung ihm verborgener erdgebundener Kräfte als Äußerungen höchster Geistregionen ansprechen zu müssen...“

„... dass er niemals anders an diese Kräfte (okkulte Kräfte, A.d.A.) herantreten darf, als in dem Willen, sie zwar zu gebrauchen, aber nicht sich selbst gebrauchen zu lassen...“

„... Menschen, die bewusst versuchen okkulte Kräfte zu erwerben, tun dies immer, um andere oder sich selbst zu beeinflussen...“

„... denke nicht zuviel an psychische Phänomene und ähnliche Dinge. Ihre Zahl ist Legion. Hellsehen, Hellhören und andere Fähigkeiten sind nicht wert begehrt zu werden, wenn größere Erleuchtung und größerer Seelenfrieden möglich sind ohne sie als mit ihnen...“

„... der Meister wird nur ein Instrument Gottes, und wenn sein Mund sich öffnet, spricht er nur Gottes Worte ohne Anstrengung und Vorbedenken, und wenn er eine Hand hebt, fließt Gott durch sie, um ein Wunder zu bewirken...“[6]

---

[6] Vgl. Bô Yin Râ: Okkulte Rätsel (Kober Verlag, 1962) und aus Maharshi, Ramana in Mouni Sadhu: Konzentration und Verwirklichung (H. Schwab Verlag, 1958).

Dem naiven und auch teilweise unverantwortlichen Gebrauch okkult-magischer Wirkungen, der gerade in der Heiler- und Esoterikszene weite Verbreitung findet, ist mit großer Vorsicht zu begegnen.

Viele Heilsuchende fühlen sich „wie vor den Kopf gestoßen", wenn Heiler sich als Gurus, Hellseher usw. gebärden und – gefragt oder ungefragt irgendwelche „Meister" und deren apodiktischen Aussagen „channeln". Es sind gerade meist die klugen und kritischen „Köpfe" die sich dann verständlicherweise (angewidert) abwenden. Diese sind dann oft für immer „geheilt", leider nicht von ihrer Erkrankung, aber von dieser Art der Zuwendung.

In der Arbeit mit Heilsuchenden gelangten wir immer mehr zur festen Überzeugung, dass nicht das Abdriften in „andere Welten", sondern die vollkommene „Präsenzwirkung" heilend ist.

Der Heil-Wirkende ist vollkommen hier, ohne sich zu verstricken.

- Er nimmt wahr, nimmt Anteil, ist mitfühlend und nicht wertend.

- Er erkennt, aber kritisiert nicht. Er stellt sich der Komplexität des Mensch-Seins, der Krankheit, ohne durch Ursachenforschung zu banalisieren.

- Er ist ein Fragender, bei Bedarf auch Aufzeigender, hütet sich aber vor verallgemeinernden Antworten. Er gibt Anregungen, Impulse, Unterstützungen aber keine „Wahrheiten" von sich.

- Er klärt, berichtigt, ordnet und ergänzt. Er bietet keine „Kochrezepte" über Heilung, Karma, Krankheit usw. wie ein Informationsbüro an, sondern stellt sich der Tragweite und Dimensionalität des Seins, wie der des Leidens und Sterbens.

- Er hütet die Komplexität des Lebens und bewahrt sie vor zu starker Vereinfachung, z.B. durch Typologien, Ideologien, Glaubensrichtungen oder Diagnosen.

„Das Dasein ist kein Maya, kein Blendwerk, aber wir sind geblendet, bis unsere Augen sich im Jetzt öffnen, wo Zeitliches und Ewiges zu einer Einheit verschmelzen. Es wird im seienden Jetzt erkannt, es wird im geschehenden Jetzt verwirklicht. Das Ewige heiligt das Zeitliche, das Zeitliche verwirklicht das Ewige."[7]

1.3 Der Heilraum, als „Welt ohne Gegenüber"[8]:

Aus dem Gesagten ist unschwer zu erkennen, dass die Zurückhaltung, oder besser – die empfangende (rezeptive) Grundhaltung im Heilakt die vorzüglichste Haltung darstellt.

„Wenn ich vermeide, mich einzumischen, sorgen die Menschen für sich selbst; wenn ich vermeide, Anweisungen zu geben, finden die Menschen selbst zum richtigen Verhalten; wenn ich vermeide zu predigen, bessern die Menschen sich selber; wenn ich vermeide, sie zu beeinflussen, werden die Menschen sie selbst."[9]

---

[7] Vgl. Larsen, J. A.: Der Golem, Nr. 4/14.

[8] Der Begriff „Welt ohne Gegenüber" wurde von Jean Gebser geprägt, 1986.

[9] Vgl. Lao, Tsu: Tao Te King (Diederichs, 1993).

Man könnte sagen, dass Heilung schon in dem Moment beginnt, wo der Heiler in seiner Wahrnehmung kein Gegenüber mehr erfährt. Heilende Wahrnehmung ist vollkommen absichtslos und legt der Bewertung keine Bedeutung bei. Die Begegnung wird nicht als Dual, sondern als Polar erfahren. Dies bedeutet, dass sich keine Gegensätze (Ich-Du), sondern Ergänzungen und Bedingungen (Wir-Uns) herausbilden. Das statische Gegenüber löst sich in ein dynamisches Miteinander. Daraus entsteht eine gemeinsame Unverstelltheit und Unbegrenztheit, die im Heilvorgang als ein Mehr an Durchlichtetheit (Transparenz) und Fülle (Energiezuwachs) erfahren wird. Die „inneren" Sinne werden hell und durchscheinend (diaphan), als würde man in die „ganze Welt" jenseits von Raum und Zeit hinaustreten. Wir legen Wert darauf, dass dieser Vorgang vollkommen rational (besser integral) abläuft. Es ist ein absolut bewusster Seins-Zustand, jenseits aller Tranceinduzierung. Erforderlich ist einzig die bewusste Hingabe an den Moment, an das JETZT, und die vollkommene Offenheit und das Vertrauen, dieses Jetzt zu vollziehen, als würde von diesem Jetzt alles abhängen. Wenn wir uns in diesem Sinne vollkommen einlassen, so wird nicht nur die Materie, sondern auch unsere Seele gänzlich durchlichtet und führt zu einer einzigartigen Intensität des Erlebens, Erfahrens, Erkennens, ohne unsere Identität zu verändern, geschweige denn sie aufzugeben.

1.4 Der Heilraum als Raum der Ganzwerdung

Ganzheit wird hier als „Einswerdung" aufgefasst. Für und Wider, Meinung und Gegenmeinung, Behauptung und Verneinung, Richtig und Falsch, Subjekt und Objekt sind Dualitäten und verhindern den Prozess der Einswerdung. Wenn die Unterscheidungen aufhören, die normativen Wertungen sich auflösen, entsteht eine „Suchbewegung" der Seele hin zur Selbst-Transzendenz. Aus dieser dann entstehenden Bezeugung des immanenten geistigen Wesenskerns werden die krankmachenden, körperlich-seelischen Ausdrucksformen (= Symptome) vollkommen relativiert und unter günstigen Bedingungen aufgelöst.

„… wenn man, in seinem Ich nicht mehr' sein Ich ‚besetzt', kommen die Formen und Dinge von selbst zum Vorschein."

„Sobald wir die Welt nicht mehr mit unseren Nachforschungen angehen, sobald wir sie nicht mehr mit unseren Teilungen und Kodifizierungen stören, sobald wir sie durch unsere Disjunktionen nicht mehr zu sich selbst in Gegensatz bringen, sobald wir sie nicht mehr den Zuckungen unseres Begehrens folgend einschnüren, sondern aufhören, sie mit unseren Ängsten und Wünschen zu überziehen – sobald all dies geschieht, kommt (Welt) von sich aus ans Licht. Nicht wir erkennen ‚sie', sondern die Welt ‚erhellt' (sich). Befreien wir uns nicht nur von all den Werkzeugen des erkennenden Geistes, sondern auch vom Wunsch nach Erkenntnis:

Denn es ist dieser Voluntarismus, der als solcher beschwert und verdunkelt; und es ist dieses Verlangen nach Wahrheit, das allein schon verdeckt. Indem man auf jede Position eines ‚Besetzenden' verzichtet (es gibt weder ein ‚Selbst' noch ‚das Andere' gegenüber), indem man sich nicht mehr ausrichtet und folglich auch nicht mehr fixiert (im einen oder im anderen Sinne), ist man in der Lage, sich ‚an die Welt' anzuschmiegen, in jedem Sinn – ohne ‚Richtung' oder ‚Horizont' – und einzig der Initiative der begonnen Transformation folgend…"
(F. Jullien)

1.5 Subjekt und Objekt in der rezeptiven Wahrnehmung

Es geht also um den Augenblick der jeweils äußeren und inneren Erfahrung.

Es ist die unmittelbare Anschauung der gemeinsamen körperlichen und seelischen Daseinsvorgänge. Der Heiler muss weitestgehend innere Freiheit vom Objekt (Gegenüber) gewinnen und erhalten.

Dies bedeutet, dass Bewertungen soweit als möglich ausgeschlossen werden. Dass der Wahrnehmende auf jeden Fall einwirken wird, wird aus Heisenbergs Forschungen ersichtlich.[10] Dadurch ist es umso bedeutender, in welcher Verfasstheit der Heiler (persönlicher Reifegrad, Liebesfähigkeit, Offenheit usw.) sich befindet, denn dies wird den Heilvorgang im besonderen Ausmaß beeinflussen. In der rezeptiven Wahrnehmung wird es möglich, dass sich das Wesentliche selbst ausspricht, ohne abschließendes Urteil. Es wird dadurch immer wieder Neues gesagt, gehört und gefühlt werden, ohne die nivellierende Wirkung gewohnheitsmäßiger Meinungen, Urteile und Vorannahmen. Das vorschnelle Bewerten oder Erkennen der Dinge im Denken wie im Handeln versperrt meist wichtige Erkenntnisquellen. Im Gegensatz dazu, eröffnet das geduldige Innehalten in der rein aufnehmenden Wahrnehmung tiefe Einblicke in Zusammenhänge, die ansonsten verloren gehen.

„Die wichtigste Zeit ist der Augenblick. Der wichtigste Mensch ist der, mit dem wir es gerade zu tun haben. Das wichtigste Gefühl ist die Liebe, mit der wir den Menschen begegnen.“[11]

---

[10] Die so genannte Unschärferelation von W. Heisenberg besagt, dass jede Messung in einem System einem Eingriff gleichkommt, der zu einer Zustandsänderung führt. Diese Änderung erfolgt in einem nicht analysierbaren Akt, was uns hindert, seine Wirkungen vorauszusehen.

[11] Vgl. Meister Eckehart: Predigten und Traktate (Diogenes, 1979).

1.6 Zusammenfassung

Rezeptive Wahrnehmung ist absichtslos und zweckfrei und misst der Bewertung keine Bedeutung bei. Sie führt zur innigen (weitestgehend objektfreien) Beziehung, die nicht dual (trennend), sondern polar (ergänzend und verbindend) wirkt.

Das Ziel im Heilakt besteht nicht darin, Krankheiten zum Verschwinden zu bringen, sondern in einer „Welt ohne Gegenüber" transparent zu werden für die Heilkraft des Lichtes und der Liebe.

Die Einzigartigkeit des Heilsuchenden kommt erst dann zur Geltung, wenn wir uns als Heiler vollkommen zurückziehen. Erst dann kommt es zu der energetischen Intensität, die uns erst wirklich befähigt zu erkennen, zu erfassen und heilsam zu wirken.

Im Jetzt zu sein, ist eine Haltung der vollkommenen Präsenz. Jenseits der Verdunkelung unseres Wesens durch Trancezustände und Ähnlichem.

Wirkliche Wahrnehmung eignet sich nicht für Klassifizierungen, Analysen und Diagnosen. Wahrnehmung in einer „Welt ohne Gegenüber", ist ein schöpferischer Prozess, der uns in eine numinose Verbindung mit der Ganzheit versetzt, aus der wir dann wirk-lich, d.h. heil-sam sind.

Wirkliche Präsenz, wirkliches DA-SEIN ist ungleich schwieriger umzusetzen, aber auch um ein Vielfaches kräftiger (gesammelte Energie), da man aus dem Ganzen heraus wirkt und nicht aus persönlichen Meinungen, Überzeugungen und Erkenntnissen heraus handelt.

Aktiv stellungnehmende Beobachtung

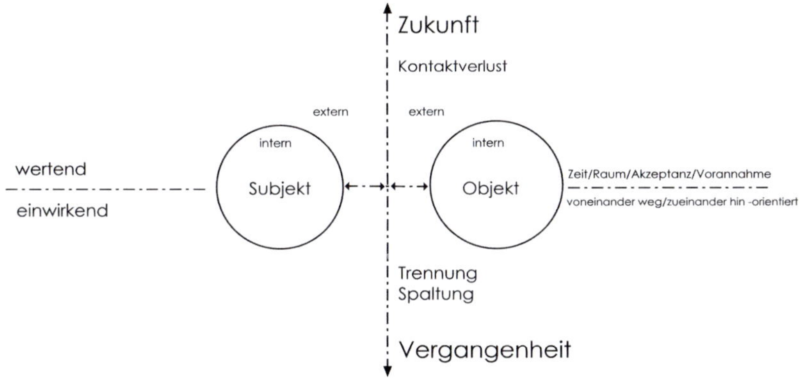

Rezeptive Beobachtung

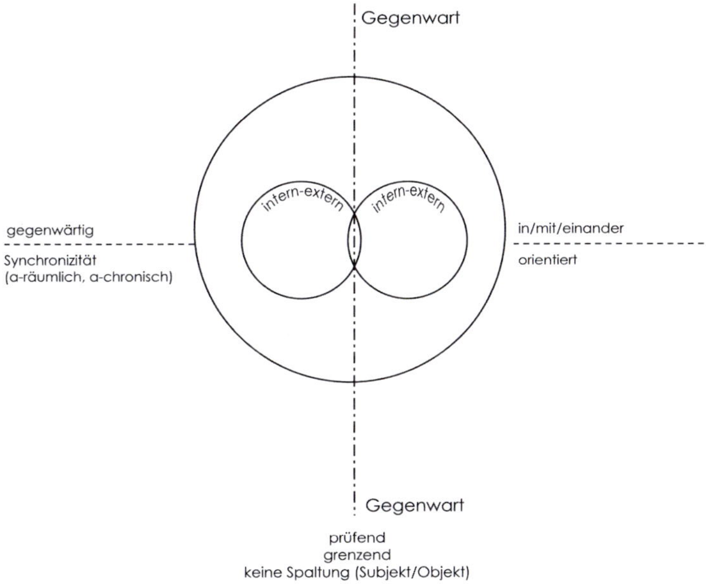

Abb. 1: Rataj, Heinz: Wahrnehmen, Beobachten, Wahrgeben (Ausbildungsskript des Autors)

„Nur durch Nutzen kann der Wert einer bedeutenden Erscheinung erkannt werden. Daher geschieht es, dass offenbarte Wahrheiten, erst im stillen zugestanden, sich nach und nach verbreiten, bis dasjenige, was man hartnäckig geleugnet hat, endlich als etwas Natürliches erscheint."

(J.W. Goethe)

2. Sacraler Heilraum versus therapeutischer Raum

Heilung findet immer in einem Raum statt, sei es in einem künstlich (gebauten) errichteten Gebäude[12] oder im „Raum der Natur", d.h. im Wald, auf einem Berg, einer Wiese oder einer Lichtung. Wo Menschen sich begegnen ist immer Raum, Begegnung an einem Ort, einer Stätte. Heiliger Raum entsteht in der Begegnung immer dann, wenn im „Zwischen" das Größere, das Numinose, das Göttliche, oder wie immer wir es bezeichnen wollen, eingeladen ist.

Dieser Raum nun, der durch diese intensivere Kraft aufgeladen und somit bedeutungsvoll wurde, unterscheidet sich durch diese heterogene Struktur fundamental vom profanen[13] homogenen, d.h. strukturierten Raum. Dieser profane Raum bezieht seine Atmosphäre ausschließlich aus der geometrischen Konfiguration, während der heilige (heilsame, heiligende) Raum seine qualitative Erhöhung dadurch erfährt, dass er gewissermaßen spirituell eingehüllt, umfriedet[14] und dem Heilstrom der Liebe (aus der Begegnung) überantwortet wird. Jeder wirkliche Heiler wird diese spürbare Veränderung der Raumatmosphäre bezeugen können. Ohne diese vollkommene Überantwortung der personalen Beziehung an die spirituell aufgeladene Liebesatmosphäre wird Heilung niemals stattfinden können. Fehlt diese zeitlose Dimension[15], die eine spirituelle Dimension ist, werden also die beiden Dimensionen (das Sichtbare mit dem Unsichtbaren, das Objekt mit dem Subjekt, der Körper mit dem Leib) nicht verbunden – kann niemals Heilung stattfinden. Bes-

[12] Vgl. Bollnow, O. F.: Mensch und Raum (Kohlhammer, 1994).

[13] Vgl. Eliade, M.: Das Heilige und das Profane (Rowohlt, 1957).

[14] Vgl. Cassierer E.: Philosophie der symbolischen Formen, in O. W. Bollnow (s. o.).

[15] Vgl. D. v. Kampenhout: Die Heilung kommt v. außerhalb (Auer, 2001).

tenfalls ist hier Therapie im Sinne der symptomatischen Behandlung möglich (vielleicht manchmal auch wünschenswert), doch ist dies – bei aller Würdigung der Leistung solcher Bemühungen – niemals als Heilung anzusprechen. Es sei hier auch darauf hingewiesen, dass in unsere Praxis oft Hilfesuchende kommen, die nicht in der Lage sind, wirkliche Heilung annehmen zu können. Hier sollte der Heiler sehr liebevoll und zurückhaltend sein und das anbieten, welches im Moment angenommen werden kann.

„Die meisten Menschen wollen Erleichterung. Menschen die wirklich Heilung wollen, aber keine Schmerzen oder Unannehmlichkeiten, gleichen Jenen, die für den Fortschritt eintreten, vorausgesetzt, sie können ihn ohne Veränderungen bekommen." (A. de Mello)

In der Regel ist es nun so, dass der therapeutische Raum, im Besonderen der psychotherapeutische Raum (ausgenommen sind natürlich die transpersonalen Entwicklungen in diesem Berufsfeld)[16] eine bewusst und auch gewollt „antispirituelle" Atmosphäre darstellt. Karl Jaspers (der sowohl Arzt als auch Philosoph war) wies schon im vergangenen Jahrhundert auf die „Schädlichkeit der psychologischen Atmosphäre" hin[17]. Dies ist insofern von großer Bedeutung, als es zum „guten Ton" im psychotherapeutischen „Setting" gehört, von Heilung zu sprechen, wo

[16] Eine bewusst antispirituelle Haltung findet sich heutzutage vor allem in der freudianischen Psychoanalyse und in diversen verhaltenstherapeutischen Schulen. Es soll betont werden, dass sich die transpersonalen Entwicklungen in der Psychotherapie immer mehr durchsetzen.

[17] Vgl. Jaspers, Karl: Allgemeine Psychopathologie (Springer, 1973).

man in Wirklichkeit Selbstverwirklichung meint und auch anstrebt.[18] Heilung bedeutet aber niemals Selbstverwirklichung, sondern Selbsttranszendierung. Natürlich wird auch im Heilkontext versucht, die psychologische Ebene zu berücksichtigen, d. h. die Selbstachtung zu fördern, Selbständigkeit und Unabhängigkeit zu erreichen im Sinne einer post-konventionellen und schließlich transkonventionellen Lebensausrichtung. Doch wird dies nie ziel- oder zweckbestimmend sein. Maßgebend und bestimmend im Heilraum wird sein: das Mitgefühl, die Liebe, die Verwirklichung des kosmischen Bewusstseins[19], also die Selbsttranszendenz hin zur Erfahrung transpersonaler Wahrnehmung von Wirklichkeit zu erreichen.

„Immer wieder wird in psychotherapeutischen Kreisen von Heilung gesprochen. Damit meint man, dass der Klient, der vormals wie gelähmt in einer Vorstellung fixiert war, nun wieder bewegungsfähig, quasi funktionstüchtig ist. Es wurde einfach eine Verbindung zwischen jener fixierten Vorstellung und einem früheren Erlebnis, das aus der Erinnerung ausgegraben wurde, hergestellt. Aus dem Unbewussten wurde z. B. ein sexuelles Erlebnis in die Gegenwart geholt, wurde als z. B.: Zwangsvorstellung ins Bewusstsein gebracht. Nun hat der Klient zwei Vorstellungsbilder, die er nebeneinander zur Geltung bringen kann. Dadurch hört diese (eine) Vorstellung auf, isoliert zu sein, sie ist wieder in Zusammenhang gebracht mit einer anderen Vorstellung, und nun wird erwartet, dass die Bewegung zu anderen Vorstellungen sich

---

[18] Die Psychotherapie ist überall dort hilfreich, wo ein brüchiges und inkonsistentes Ich stabilisiert und gefestigt werden muss. Oder wo durch Neid, Härte, Verbissenheit, Unversöhnlichkeit etc. das Ich verhärtet ist. Nur auf Basis einer gefestigten Persönlichkeitsstruktur ist wirkliche Heilung möglich. Psychotherapie heilt also nicht, sondern kann bei Bedarf die Voraussetzung für Heilung schaffen und unterstützen.

[19] Vgl. Bucke, Richard: Kosmisches Bewusstsein (Insel, 1993).

vollzieht. Wenn die Reaktion des Klienten hinsichtlich des Vorstellungsvollzugs abläuft, wird dies als Heilung interpretiert. Aber, kann hier, in diesem Zusammenhang wirklich von Heilung gesprochen werden? Oder ist dieser Mensch einfach betriebsfähig gemacht worden?"[20]

Diese Fragestellung von K. Jaspers ist heutzutage genauso aktuell, wie vor fast 80 Jahren, als diese Zeilen verfasst wurden. Aus der Sicht des spirituellen Heilens kann es nur eine Möglichkeit geben, unsere (krankmachenden) Vorstellungen zu lösen, und dies ist die Liebe. Sie ist es, die die innere und äußere Kontinuität und den ganzheitlichen Zusammenhang herstellt. Sie ist es, die das Geschehen „in der Zeit", also in der Vergangenheit, Gegenwart und Zukunft, zu einer Einheit formt. In dieser Gänzlichung (Ganzwerdung), liegt das Potential jeglicher Heilung. Nur in der Liebe wird sich das ganze Wesen des Menschen öffnen und wahrnehmen lassen können. Nicht der Mensch mit seinen körperlichen Funktionen und seinem sozialen Misslingen steht im Vordergrund, sondern der spirituell-vollkommene Wesensgrund rückt in den Mittelpunkt des Hier und Jetzt und dadurch die Einzigartigkeit des seelisch-geistigen Seins der Menschwerdung.

2.1 Grenzungen und Unterscheidungen[21]

Heilung bedeutet immer: liebevoll-hingebendes Überantworten seines Seins an eine höhere Kraft.

---

[20] Vgl.Jaspers, Karl: Allgemeine Psychopathologie (Springer, 1973).

[21] Ich folge hier im Wesentlichen den Ausführungen von K. Jaspers.

„... Ist die Psychologie auch in vielem im Recht, was sie vom Menschen behauptet, so ist sie doch im Unrecht in dem, was sie von ihm verschweigt.“ (W. J. Revers)

In der Psychotherapie liegt eine gefährliche Tendenz, den einzelnen Menschen in seiner seelischen Wirklichkeit zum Endzweck zu machen. Der Mensch, der seine Seele zum Gott macht, weil Welt und Gott ihm verloren gingen, steht am Ende im Nichts. Denn die Wirklichkeit des Seelenlebens ist an sich noch nicht das Sein, sondern die Stätte von dessen Erfahrung.

Es ist auf dem Wege der Selbstreflexion unmöglich zu erreichen, was allein aus der Hingabe an das geistige Sein möglich ist. Es liegt ein fundamentaler Unterschied zwischen den psychologisch zweckhaften Seelenexerzitien der Psychotherapeuten und den spirituellen Heilexerzitien, die sich an einer transzendenten Wirklichkeit orientieren.

Heilung bedeutet immer auch, dass ich mich mehr um die Liebe, das Sein, das Geistig-Spirituelle bemühe und danach strebe, als dass mein Ich, meine Leistung, meine Verwirklichung, meine Möglichkeiten in den Mittelpunkt meines Lebens treten. Ich bin Übergang, nicht Ziel und Zweck des Seins.

In der therapeutisch-psychologischen Atmosphäre entfaltet sich eine egozentrische Lebenshaltung; der Mensch wird zum Maß aller Dinge. Es erwächst eine spezifische Schamlosigkeit, eine Neigung, seine Seele auszubreiten, ein ständiges Sagenmögen dessen, was im Sagen gerade zerstört wird.

Heilatmosphäre bedeutet, ein Feld des kraftvollen Glaubens und gesammelten Vertrauens aufzubauen, ohne es durch vermeintliches Wissen zu vergewaltigen und einzuengen.

2.2 Woran die Heilwirkung erkannt wird

Das Wesentliche des Heilvorgangs wird empfangen. Aus einem gesammelten Zustand heraus, erfährt man eine transzendente Bewegung, ein gemeinsames Im-Fluss-Sein, in einer Atmosphäre des getragenen, vollkommenen Seins. Spürbar fühlt man sich betroffen, berührt, als Einheit im Ich/Du. Keine Erklärung, hypothetische Vermutung, Deutung, Interpretation ist förderlich. Einzig das gemeinsame Erfahren, Annehmen und Hingeben ist möglich. Nichts kann hinzugegeben werden. Die Erfahrung ist einzigartig und nicht wiederholbar. Es ist wie ein Getragensein von einer wohlwollenden, gesegneten Kraft, die führt, befriedet und zentriert. Auch wenn Trauer, Furcht, Schmerz oder Verletzung sich ereignen, ist doch alles auf einen großen immanenten Sinn hin ausgerichtet. Ein tiefes Einverständnis zwingt zur vollkommenen Annahme des eigenen Schicksals (auch bei schwerster Erkrankung), seiner eigenen Geschichte, der Welt im Ganzen, mit allen Konsequenzen und Folgen.

2.3 Ruf – Beruf – Berufung

Als Heiler erfährt man seine Tätigkeit oft (auch ungewollt) als inneren Ruf, dem man zu folgen hat. Eine spontan auftretende, nicht messbare, aber plötzlich vorhandene Kraft drängt zur Verwirklichung, indem das ganze Leben der Hilfestellung, Begleitung und Unterstützung hilfesuchender Menschen gewidmet wird. Aus diesem „Urmotiv" heraus können wir die notwendigen Haltungen eines Heilers ableiten und erkennen:

Liebe:	Ich-Freiheit (nur aus einem starken Ego möglich)
Mitgefühl:	Entsteht aus Liebe und führt zur gesammelten leeren Mitte
Freude:	Konstante Haltung aus der inneren sinnzentrierten Befreiung
Nüchternheit:	Gleichmut durch Präsenz (Gegenwartshaltung)

Die Berufung ist das zentrale Motiv, aus dem die Kraft kommt. Aus dieser Kraft entsteht ein starker Fokus, der die Achtsamkeit und Gerichtetheit im Heilakt effizienter gestaltet (jegliche Ablenkung vermindert das energetische Potential).

Der Heilakt wird vom Heiler in drei Phasen wahrgenommen:

- Aktiver willentlicher Rückzug, um die „Mitte" leer zu machen[22], für den Heilenergietransfer.

- Vollkommene Hingabe aus dieser Zurückgenommenheit an das Erleben des eigentlichen Heilvorgangs.

- Einswerdung in der gesammelten Mitte mit dem Heilsuchenden, nach vollzogener Heilwirkung.

[22] siehe dazu in diesem Buch Kapitel II, S. 134

2.4 Atmosphäre des Herzens

Je mehr wir als Heiler bereit sind, uns zugunsten des Heilsuchenden zurückzunehmen, umso mehr wird das Wesen der Liebe sich spürbar ausdehnen können. Im „lauschenden" Empfangen wird das Denken ein „Herz-zu-Herz-Wort", das Fühlen ein Lassen aller Wünsche, Urteile und Standpunkte hin zu Offenheit, Vertrauen und authentischer Liebesfähigkeit. In dieser Atmosphäre jenseits aller Rationalisierung und Mechanisierung der Wahrnehmung, werden höhere Bewusstseinsschichten des Erkennens aktiviert, und der Raum für Imagination, Intuition und Inspiration geöffnet.

„Grundsätzlich gilt also, dass wer ergreift, nicht fasst. Es gilt zu lassen. Und dies nicht in trotzigem oder resignierendem Rückzug auf sich; denn man soll nicht nur alles lassen, sondern alles ganz, das heißt: mit allen Hintergedanken falscher Ergebung."[23]

2.5 Das betende Bewusstsein als Grundhaltung im Heilfeld

In der Hingabe (Aufnahme) und Demut (Annahme), oder im Bitten (Einatmung) und Danken (Ausatmung) – s.a. Graphik Seite 31 – befinden wir uns im Bewusstseinsmodus des Gebets. In dieser vertikalen Grundhaltung, die für jede Form wirklicher Heilung unumgänglich ist, bitten wir um die „herabsteigende" Energiequalität der „Leere" (Vatergebet), wie wir uns dankend der substantiellen Energie der „Fülle" hingeben (Muttergebet).

---

[23] Vgl. Splett, I. und J: Meditationen der Gemeinsamkeit (Kovac, 1996).

Grundhaltung im Heilfeld

Dimensionen – Stufen – Prozesse
Heilwirkung und Krankheitsentstehung
Konfliktphasen und Krisenverarbeitung

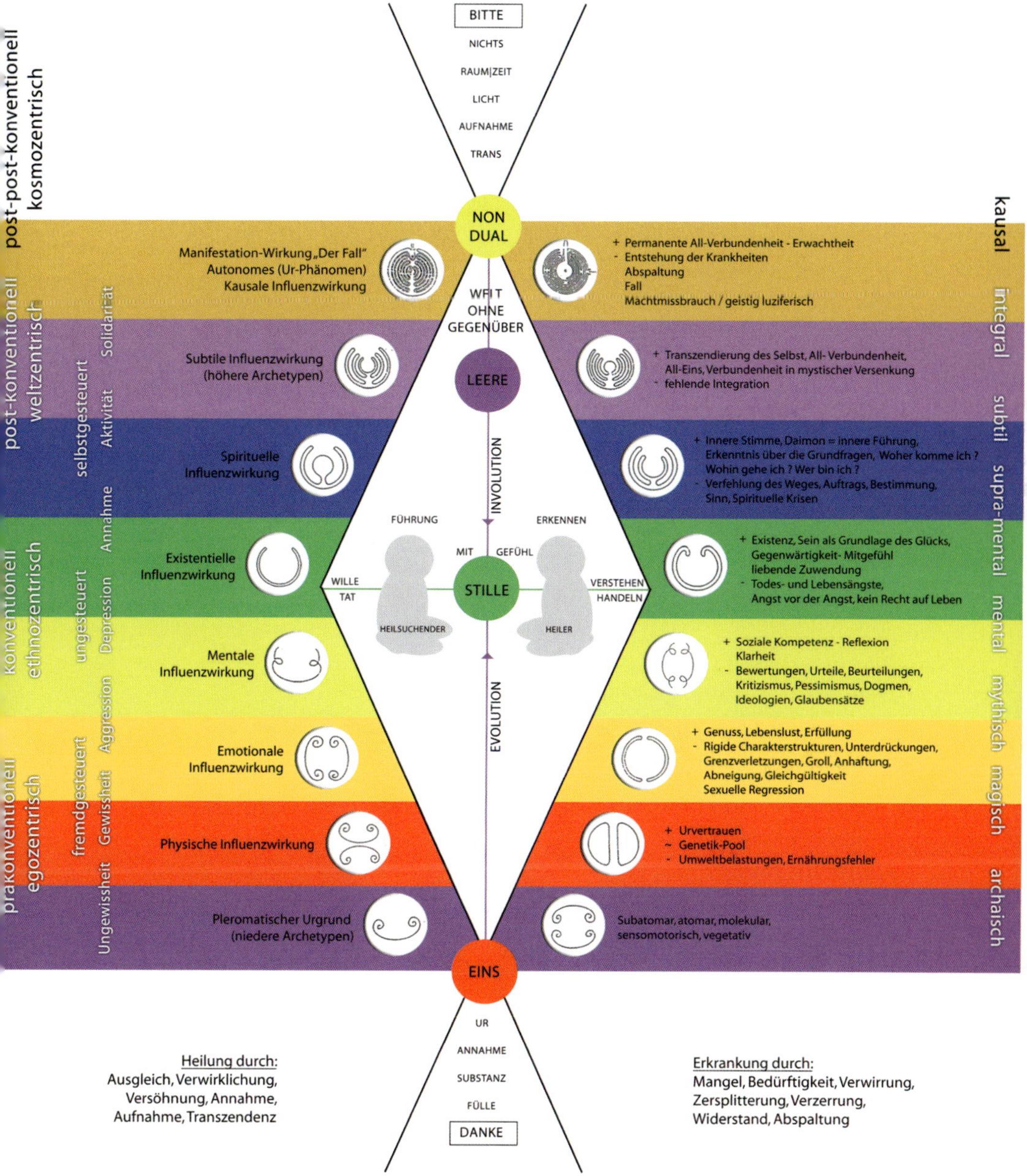

2.6 „Gebet an die Hingabe"

Dir göttliche Mutter –
Worte, der Stille zurückgegeben,
Form, der Formlosigkeit zurückgegeben,
Gefühle, in Liebe aufgelöst –
Alles, was ich habe, stelle ich in deinen Dienst,
Es ist vollendet, JETZT…
Im einzigen Jetzt, welches ist!

Mein Herr und Meister –
Ich fühle dich ohne Gefühl,
Ich höre dich ohne Ton,
Ich kenne dich ohne Gedanken –
Du bist mehr ich, als diese Gedanken aus meinem Mund.
Nimm mich,
Denn ich bin schon verzehrt –
Seit Anbeginn –
Berühre mich,
Denn ich bin schon geschmolzen –
Töte mich sanft,
Denn nur du bist Leben –
Mein Herr, mein Meister,
Alles fällt zurück in dich,
Nimm mich hin,
Nimm mein ganzes Leben hin…
(Arjuna)

Das wirkliche Beten hat nichts mit einem Ableiern von vorgefertigten Sprüchen zu tun. Vielmehr ist eine demutsvolle Haltung, eine tiefe Sehnsucht, uns in das, welches uns vollkommen übersteigt, einzufügen.

„Die Demut ist nichts anderes als der Mut zur Wahrheit in Bezug auf uns selbst in ihrer ganzen Strenge und in all ihren Folgerungen.“ (F. von Sales)

Letztendlich wird im Gebet die Kunst des Suchens, Bittens und Anklopfens eingeübt und praktiziert:

1. Suchen	–	Ruhe herstellen; sein Innerstes fühlen; sich als Ganzes erfahren und erleben; sich finden.
2. Bitten	=	Sich versenken; eintauchen in das Mysterium; empfangen des Liebesstroms.
3. Anklopfen	=	Verwirklichung; Erfüllung

„… Im Gebet erhebt sich der Mensch zum Himmel, der Himmel senkt sich auf Erden. Es führt zusammen das Höchste und das Niedrigste…“[24]

Um aber wirklich in das tiefe Bewusstsein des Gebets im Heilakt vorzudringen, ist darauf zu achten, sich durch alle Energiekörperschichten absinken zu lassen, ohne der Verführung zu erliegen, Halt zu machen in Form von Gedanken (mentale Influenzwirkung), aufsteigenden Bildern und Gefühlen (astrale Influenzwirkung) oder vital willentlicher Regungen (ätherische Influenzwirkung).

---

[24] Vgl. Fr. Heiler: Das Gebet – in: H. Timm: Von Angesicht zu Angesicht (Gütersloher Verlagshaus, 1992).

Der Heiler muss dafür sorgen, dass er und die Heilsuchenden alle Gedanken und Bilder mit ihren entsprechenden Aussagen, Deutungen, Interpretationen ignorieren.

„Erst wenn die Empfindung des Versinkens in die eigene innere Tiefe völlig bildfrei wurde, darf man sich ihr unbesorgt überlassen."[25]

Der im Bewusstsein des Gebets befindliche Mensch hat dafür Sorge zu tragen, in keinen „abgedunkelten" Wahrnehmungszustand zu geraten, sondern immer im Lichte und der Klarheit des Augenblicks zu verweilen, um vertrauensvoll in die eigene Tiefe zu sinken.

„Das unsagbare Dunkel, das dann die Seele zuerst schrecken will, ist gelassen und vor allem: ohne jegliche Furcht zu ertragen, auch wenn es oftmals ertragen werden muss, bevor der erste Lichtschein sich im Innersten erfühlen lässt."[26]

2.7 Dimensionen und Ebenen von Gesundheit, Krankheit und Heilung

Vieles wird über die unterschiedlichsten Zusammenhänge, Ursachen, Auslöser und Hintergründe von Krankheit und den Sinn einer Krankheit dieser Tage in diversen Medien vermittelt. Und ebensoviel über die unterschiedlichsten Verfahren, Techniken und Therapien, die auf psychischer, energetischer und physiologischer Ebene in den besten Fällen Hilfestellungen anbieten, oder aber in den weit weniger günstigen

[25] Bô Yin Râ: Gesamtausgabe (Kober, 1981).

[26] Bô Yin Râ: Gesamtausgabe (Kober, 1981).

Fällen zum Kampf gegen diese unliebsame Erscheinung namens Krankheit aufrufen.

Aus unserer Sicht gibt es keine Ursache oder Ursachen, d.h. kausale oder multikausale Bedingungen die zu einer Erkrankung führen. Wird doch durch dieses inflationär gebrauchte Wort „Ursache" die für den Einzelnen oft schwer genug auszuhaltende Krankheitssituation noch zusätzlich mit Schuld und Verurteilungen bezüglich des Lebensstils und anderem „falschen" Verhalten, oder noch schlimmer, mit karmischen Verursachern aufgeladen.

Jeder langjährig tätige Therapeut, sei er nun ein Arzt, Heilpraktiker oder Heiler, wird die Erfahrung der absoluten Sinnlosigkeit und schmerzhaftesten Unzulänglichkeit gegenüber plötzlich auftretenden, schwersten Krankheiten erlebt haben, die ein wunderbares Menschenleben innerhalb kürzester Zeit dahingerafft hat. Vor kurzem erst erfuhren wir in unserer Praxis das Schicksal einer erst 35jährigen Frau, die innerhalb weniger Monate an Blutkrebs verstarb. Jede Intervention sowohl von schulmedizinischer als auch von heilerischer Seite war vergebens. Hier von Sinn zu sprechen, in Form von Verursachung, scheint uns sowohl zynisch als auch völlig verfehlt zu sein.

Aber es ist sicherlich von großer Bedeutung, die geistigen Hintergründe der Erkrankung des menschlichen Daseins aufzuzeigen, um die nötigen Bedingungen dafür zu schaffen, Heilung zulassen zu können.

Nicht der Krankheit sollte also aus unserer Sicht eine Ursache, ein Sinn, ein Zweck oder „Weg" zugeschrieben werden, sondern die Erkrankung sollte dazu genützt werden, eine neue Haltung und Richtung im Leben zu finden.

„Wenn ich als Arzt jemanden heile und ihm helfe, weniger verletzlich durch die Krankheit zu werden, dann bin ich ein guter Arzt. Aber wenn ich als Arzt jemanden heile und ihm helfe, weniger verletzlich durch die Krankheit zu werden sowie darüber hinaus den eigenen Platz im Universum zu verstehen, dann bin ich ein Heiler.“[27]

Aus ganzheitlich-spiritueller Sicht sind die verschiedenen Ebenen (s. Grafik S. 31) der Erkrankungen oder des Heilwerdens Ausdruck des Widerstandes gegen den geistigen Ursprung des Mensch-Seins, welcher sich über die verschiedenen Bewusstseinsmodalitäten und Energieschichten des Menschen Eindruck verschafft (Influenzwirkung).

Diese Ebenen sind nicht räumlich aufzufassen, sondern im analogen und übertragenen Sinne als eine alle Schichten durchdringende Wirkkraft, die über den phänomenalen Kräftewirkungen steht, um dadurch umso tiefer in die Wesensstruktur des Menschlichen einzuwirken.

Krankheit kann für mich als Mensch daher niemals sinnstiftend sein:

„... da nichts von all dem was ich tue oder was mir geschieht, ich bin.“
und

„... nur weil ich mein Tun und Verursachen nicht bin, sondern habe, bin ich die Instanz, die Verantwortung trägt.[28]

Ich kann eine Krankheit „nur“ haben, aber niemals sein.“

---

[27] Vgl. Hammerschlag, Carl: Die tanzenden Heiler (Auer, 2003).
[28] Vgl. M. A. C. Otto: Der Anfang (Fermenta philosophika, 1975).

Setzt sich der Heiler mit einer Erkrankung auseinander, so besteht seine Aufgabe darin, auf die krankmachenden Muster durch einen subtil energetischen Prozess einzuwirken, aber niemals gegen eine Krankheit anzukämpfen. Er erlöst sozusagen die krankmachenden Informationen (Influenzwirkungen) in der Urmatrix, die durch die Abkapselung von der geistigen Einheit dafür sorgen, sich als Symptome zu manifestieren.

„Die Basis höherer Heilkunst ist die Realisation des Menschen als Geist.“[29]

Somit bleibt dem Heiler in Bezug auf Krankheiten die einzig mögliche Haltung, nämlich sie als Folge der Weigerung des Menschen, seinen geistigen Ursprung in dieser Welt anzuerkennen. Also das geistige Licht der Wahrheit, welches in diese Welt drängt, aufzunehmen (involutive Kraft), und die Welt so, wie sie ist, anzunehmen (evolutive Kraft). Dies wird aber nur dann möglich sein, wenn es dem Heiler und dem Heilsuchenden im Heilakt gelingt, ihre innere Haltung im Sinne eines „Gehaltenwerdens im Geistigen“[30] als das Prinzip der wirklichen Heilwerdung aufzufassen.

„Nicht mein Wille, sondern dein Wille geschehe.“

[29] Vgl. Brunton, Paul: Die Weisheit des Überselbst (Rascher, 1954).

[30] Vgl. Vollbehr, Hartwig: Urvertrauen und Heilung – in: Beiträge zur integralen Weltsicht Vol.VIII.

2.8 Annahme des Widerstandes

Die Aufnahme des geistigen Lichtes und die Annahme der weltlichen Bedingungen kommen aus dem Inneren – als Wunsch, Sehnsucht, tiefes Bedürfnis.

Entdecke dein gedankliches Muster der Weigerung.
Erfühle dein emotionales Muster der Weigerung.
Erfahre dein Unbehagen gegenüber dem, welches IST.
Erfahre den Augenblick: ungerichtet, wunschlos, nüchtern, JETZT.
Spüre: lassen, offen, durchlässig, teilnehmend, weich, schwebend, lösend.
Erlebe die Güte, Gelassenheit, Einfachheit, Gestimmtheit deines Wesens.
Du bist: jenseits deines Körpers, deiner Gefühle, deiner Gedanken.
Sei gewahr der Weite, dem Frieden, der Fülle, dem Mitgefühl, der Leere.
Sei Stille.
Keine Frage nach dem Sinn ist mehr in dir. Nichts ist falsch oder richtig, wahr oder unwahr, gut oder schlecht.
Die Dinge sind, wie sie sind.
Die Welt ist, wie sie ist.
Du realisierst vollkommen, dass es so ist, wie es ist.

Oder wie man im Zen sagt:
„Das Geheimnis des Lebens besteht darin, dass es kein Geheimnis gibt.“
Dann findest du Frieden.
Dann wirst du Ganz (Heil).
Dann lebst du in der unermesslichen Liebe deines Herzens.
Im Lichte deiner Selbst.

2.9 Gebet in Krankheit und Schmerzen[31]

Willig
Will ich
Auf mich nehmen,
Was mein Wille
Nicht mehr
Wendet –
Auch wenn das,
Was mich
Verwundet,
Meine Erdentage
Endet!
Alles,
Was ich will
Und hoffe,
Ist,
Dass diese Erdenplage,
Die ich mit Geduld
Ertrage,
Mir noch so viel Kraft belasse,
Dass ich stets
In Klarheit fasse:
Wie alles Leid
Mich nur befreit
Aus Erdenhörigkeit.

[31] Bô Yin Râ: Das Gebet (Kober, 1981).

„Magische Fäden durchziehen auch diese äußere, physische Sinnenwelt, und wenn du mit Ausdauer dich bestrebst, nach innen sehen zu lernen, so wirst du bald die Erscheinungsform dieser Außenwelt von dem Ursächlichen, das sich in ihr offenbart, zu unterscheiden wissen. Du wirst die überraschende Entdeckung machen, dass das einzig Wirkliche aller Erscheinungswelt auch in der physisch-sinnlichen Erscheinungsart erfassbar ist, in Gestalt, der verborgenen Urseinskräfte …

Wer erfahren durfte, was hier gemeint ist, den kann kein Zweifel Anderer mehr beirren, und sein eigenes Erleben wird ihn davor behüten, diese Kräfte etwa jenen gleichzusetzen, die dem unsichtbaren Bereich der physischen Natur entstammen, obwohl man gemeinhin in beiden Fällen von ‚mystischen', ‚übernatürlichen' oder auch okkulten Kräften zu sprechen pflegt."

(Bô Yin Râ)

3. Vom Urgrund als Wirklichkeit

Ein Heiler ist im segensreichen Fall ein Mensch, der sich aus seiner eigenen Tiefe und Verwundbarkeit heraus den Urphänomenen wie Licht, Erkenntnis, aber auch Krankheit und Sterben ohne jegliche Angst stellt. Je tiefer er in sich gegründet ist, d.h. je bewusster er diesen Augenblick JETZT – in seiner Vollkommenheit und Ganzheit zulassen kann, umso weniger muss er sich in „Anderwelten" religiöser, wissenschaftlicher oder auch esoterischer Wirklichkeitserklärungen flüchten. Er ermöglicht dadurch der stärksten Heilkraft ihre Entfaltung: der Liebe, die sich dem anderen im Augenblick vollkommener Präsenz schenkt, um sich dadurch im „Zwischen" zweier Herzen zu verwirklichen.

„Wenn ich mit Menschen- und mit Engelszungen redete und hätte der Liebe nicht, so wäre ich ein tönendes Erz oder eine klingende Schelle. Und wenn ich weissagen könnte und wüsste alle Geheimnisse und alle Erkenntnisse und hätte allen Glauben, dass ich Berge versetzte, und hätte der Liebe nicht, so wäre ich nichts. Die Liebe höret nimmer auf, so doch die Weissagungen aufhören werden und das Reden in fremden Zungen aufhören wird und die Erkenntnis aufhören wird."[32]

Der größte Widersacher des Heilers liegt in ihm selbst. Indem er Wirklichkeiten projiziert, die meist aus okkulten Quellen stammen, errichtet er eine Welt als seine Wirklichkeit, die gespalten wird in eine Diesseitige und eine Jenseitige. Dieses scheinbare Erkennen zweier unterschiedlicher Welten projiziert eine Wahrnehmung von Trennung. Doch wissen wir spätestens durch die Tiefenpsychologie, dass jegliche Form von Trennung, die grundsätzliche Bedingung, um wirkliche Heilung zu ermöglichen, nämlich Ganzheit, ausschließt.

---

[32] Vgl. Korintherbrief XIII, 1,2,8.

„Es sind nicht zwei Welten, von denen die eine diesseitig, die andere jenseitig wäre. Natur hat weder Kern noch Schale. Alles ist mit einem Male. Diese Bilder treten hervor, das ist die Geburt, und sie treten wieder zurück, das ist der Tod."[33]

Kann sich der Heiler nicht mit dem Urgrund in seiner Seele verbinden (verbünden), so wird er in der phänomenalen Welt der Erscheinungen verbleiben, d.h. er wird im Heilakt nicht aus dem tiefsten Seinsgrund schöpfen, sondern aus medial-okkultem Gebiet unkontrollierbaren Einflüssen erliegen. Aus der Sphäre erwächst dann die hypertrophe Anmaßung alles zu erkennen, wahrsagen zu können und mit übernatürlichen Kräften zu hantieren.

Motiv für dieses Bedürfniskonglomerat aus Allmachtsphantasien und Gurugehabe, welches dieser Form von Verhalten zugrunde liegt, scheint mir die Furcht davor zu sein, Zweifel, Nichtwissen, Schmerz, Begrenztheit etc., also alles was uns zu (erwachsenen) Menschen macht, nicht aushalten zu können. Nicht das Wissen und Können, nicht die medialen und sensitiven Fähigkeiten machen letztendlich einen Heiler zu einem Heiler, sondern die Berufung mit seinem Herzen, aus den tiefsten Tiefen des Menschseins antworten zu können, welche wir Liebe nennen dürfen.

„Auch erkennen wollen sollst du nichts von Gott, denn Gott ist über allem Erkennen. Hätte ich einen Gott, den ich erkennen könnte, ich würde ihn nimmer für Gott ansehen. Erkennst du nun aber etwas von ihm: Er ist nichts davon, und damit, dass du etwas von ihm erkennst, gerätst du in Erkenntnislosigkeit."

---

[33] Vgl. Goethe, J. W.: Faust (Fischer, 1983).

„...Du sollst ihn bildlos erkennen, unmittelbar und ohne Gleichnis...“[34]

Agieren wir im Heilakt aus der phänomenalen Welt der Erkenntnis, der Bilder und der Dinge, so erleben wir den Heilsuchenden, die Krankheit und die Welt als Objekte die es zu verändern und zu manipulieren gilt. Schöpfen wir jedoch aus der tiefsten Seins-Quelle unserer Seele, so vereinigen wir das Objekt mit der Liebe unseres Wesenskerns. Wir verschmelzen sozusagen das Objekt mit dem Subjekt zur Ganzheit.

3.1 Der verborgene Heilstrom im Lichte des Augenblicks

Heilen ist eine Kunst, die durch intuitiv-liebende Zuwendung im Augenblick den Urgrund des Seins durchlichtet. Es ist kein forschendes, neugieriges oder interessiertes, d.h. intentionales Geschehen, sondern ein schöpferisches und kreatives Eintauchen in den Quellgrund. Hier im Werdenden, im Unmittelbaren, begegnen wir dem noch nicht verfallenden und noch ungewordenen „Atem des Lebens“, d. h. unserer Wirklichkeit. Jedes intentionale Einwirken, z. B. indem wir uns auf eine bestimmte logische Weise auf ein Ergebnis unseres Tuns beziehen, würde sofort zur Trennung aus dem lebendigen Strom des Werdens führen.

„Was sich ins Bleiben verschließt, schon ist´s das Erstarrte.“[35]

Die Kunst des Heilens besteht darin, sich im Urvertrauen dem Fließen des Geschehens zu überantworten. Im Fluss des werdenden Gesche-

[34] Vgl. Meister Eckehart: Deutsche Predigten und Traktate (Diogenes, 1963).
[35] Rilke, R. M.: Sonette an Orpheus (Gesamtausgabe Insel, 1987).

hens werden wir der Ganzheit gewahr und durchlichten – im Augenblick – Zeit und Raum, indem wir in die Fülle des Heilstroms im Quellgrund eintauchen.

„Wahre Kunst ist jedoch das, was das Göttliche durch uns hindurch atmet, unser Leben selbst, die Liebe, die jeder von uns ist, also der göttliche Geist, der uns lebt."[36]

Dieser Quellgrund ist ein Ort des geistigen Wirkens, wo das heilende Ereignis stattfinden kann, jenseits der beschränkten zeit-räumlichen Dimensionen. Diese geistige Erfahrungswelt, übersteigt Vergängliches, Ungewordenes und Manifestes, da es im Urgrund allen Seins gegründet ist.

Um aber als Heiler aus dieser Erfahrungswelt des Quellengrundes antworten zu können, müssen folgende Bedingungen erfüllt sein:

1. Der Heiler muss lernen, seinen persönlichen „Reifegrad" zu erhöhen, indem er durch alle Neurotizismen und Schattenseiten „hindurch sehen" lernt. Das heißt, er muss seine Mängel und persönlichen Schwächen liebevoll annehmen lernen. Dies bedeutet eine Grundhaltung der Potentialorientiertheit und nicht des mangelorientierten Umgangs mit sich selbst und den Heilsuchenden.

2. Die Förderung des Selbstbewusstseins muss als „Ich-Stärke" zur Geltung kommen. Nur aus einem gestärkten Ich-Bewusstsein heraus, ist der Heiler auch in der Lage, es im geeigneten (einigenden) Moment „zu lassen"

---

[36] Vgl. Mironov, M.: Connection, 19. Jg, Nr. 5.

3. Ein fest verankerter Glaube im Sinne eines Urvertrauens an die Unsterblichkeit des Lichtes in der Seele, an die Liebe als höchste Heilkraft und an die göttliche Heilinstanz ist unabdingbar. Je stärker dieses „ich bin zum Lichte berufen" in der Seele „brennt", umso stärker wird der Wirkungsgrad des Heilers sein.

4. Auf den 3 Vollzügen: Potential, Ich-Stärke und Glaube baut sich die archetypische Ausstrahlung des Heilers auf, welche wir Charisma nennen wollen. Wirkliches Heilcharisma ist ein Zeichen von „Ich-Freiheit". Diese Ich-Freiheit ist Ausdruck dafür, dass der Heiler mit der Ganzheit des Quellgrundes verbunden ist, dass er sowohl die sinnlich-physische Erscheinungswelt als auch die intentionale Ebene des menschlichen Seins transzendieren kann.

5. Dann erst kann der Heiler in den Quellgrund eintauchen, wird vom Bewusstseins-Strom getragen. In dieser a-logischen Dimension ist alles unmittelbare Erfahrung. Kein Bewusstsein „von" ist mehr vorhanden, sondern alles erhellt sich aus sich selbst heraus. Hier im eigentlichen, schöpferischen Heilgeschehen wirken keine Gegensätzlichkeiten, sondern ausschließlich Komplimentaritäten. Erscheinung, Wirklichkeit und Potential werden im Bewusstsein in gänzlichender Zusammenschau entfaltet und verwirklicht.

6. Hier nun, am „Urquellpunkt des Jetzt"[37] hat der Heiler darauf zu achten, die Spannung des unsichtbaren Heilströmens so lange zu halten, bis nicht nur die körperlichen Grundlagen des Leides, sondern auch das Wesen des Heilsuchenden – über das Bewusstsein – den nicht zeitlichen Ursprung seines Daseins erkannt hat, da die Ein-

---

[37] Vgl. Husserl, E.: Erfahrung und Urteil (Meiner, 1957).

sicht in die Unvergänglichkeit des geistigen Menschseins, als Erkenntnis und Haltung in der Seele, auch im Nachvollzug des Heilgeschehens zusätzliche Genesungskräfte nach sich zieht. Erst wenn die Erkenntniskräfte im Alltag, d.h. in der praktischen Lebensführung Eingang finden und umgesetzt werden, ist der Heilakt vollzogen.

7. Aus unserer Sicht ist der Mensch dann im Heil, wenn das Licht der Transzendenz in seiner Welt die Führung aus der Herzensmitte übernimmt und alle Gedanken, Gefühle und Handlungen von diesem durchflutet werden. Diese „Durchflutung" führt dann zu einer, die Persönlichkeit übersteigenden Haltung, die über das rein weltlich-körperliche Dasein hinausweist und im ur-eigentlichen Sinn als natürlich erscheint.

Wenn der Heiler den wirklichen Ursprung allen Unheils, aller Erkrankung und allen Leids erkennen will, muss er in die Ebene des Ungewordenen eintauchen – Durch alle Schichten sinnlich-physischen, okkult-magischen und auch mental-intentionalen Geschehens hindurch, um jenseits aller konventionellen Vorstellungen und Überlieferungen im Transzendieren des Ichs im Augenblick den Ursprung zu erfahren. Hier in der durchlichteten Leere, jenseits jeglicher Gerichtetheit des Bewusstseins, erlebt der Heiler – Wahrnehmung – einzig als ständiges Werden und Verfallen des Seins im Augenblick.

Er erlebt Krankheit und Leid als potentielle Möglichkeit jenseits von Dauer und Wahrheit. Genau aus diesem Spannungsverhältnis materieller Scheinwirklichkeit (Krankheit und Leid) und Erkenntnis aller geistigen Wahrwirklichkeit (Vollkommenheit des Geistesmenschen), entsteht das segensbringende Wirken (Heilkraft) des berufenen Mitarbeiters im spirituellen Heilfeld.

3.2 Lichtbewusstheit und Heilung

Obwohl Bewusstsein eine ungeteilte Einheit darstellt, kann es doch in unterschiedliche Anteile gegliedert werden. Diese Bewusstseinsanteile sind alle gegründet auf der „Urerfahrung des ICH-BIN" d. h. der Erfahrung, in der ich mich vollkommen mit dem Licht in meinem Wesenskern (mit Hilfe meines Lichtkörpers) identifiziere.

Folgende Elemente sind für die Heilung wesentlich:

- Empfangendes Aufnehmen:
  Sinnlich – Physisch – Materiell

- Erlebtes Wahrnehmen:
  Mental – Intentional – Gerichtet

- Reflektiertes Wahrgeben:
  Unmittelbar – Ganzheitlich – A-logisch

- Transpersonales Erleben:
  Transhistorisch – Kosmozentrisch – Karmisch

- Durchwirkende Glaubenskraft:
  Urgrund – Universal – Schöpferisch

- Durchlichtete Bewusstheit:
  Urlicht – Urwerden – Ursein

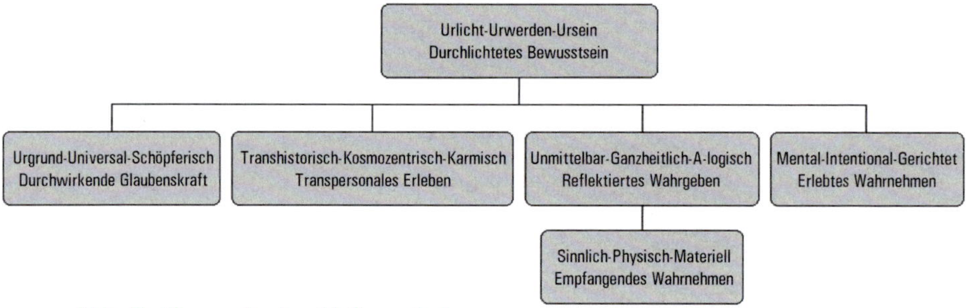

Abb. 2: Elemente des Heilgeschehens

3.3 Das Urlicht und die Heilung

„Geist ist substantielles, aus sich selbst seiendes lebendiges Urlicht."

„Was dir aus geistigem Reich zukommt, ist wahrlich Licht, und alles irdisch wahrnehmbare äußere Leuchten, ist nur insofern Licht zu nennen, als es mit ähnlichen Empfindungen deine Seele erfüllt…"

„Die Welt des Lichtes ist dir nahe wie die Welt der Außendinge, doch, sie wird sich nimmermehr bekunden können, wenn du dein Empfinden nicht dazu erziehen willst, das feine Fluidum zu fassen, das ihr Substanz und Lebensodem ist."[38]

Aus der östlichen Tradition kennen wir eine sehr schöne Form der Selbst-Realisierung des Lichts[39]: Hier gilt das natürliche Licht nicht als Licht der Vernunft, sondern dieses transformiert sich von der so genannten „Schatzkammer des Großen Lichtes", welches von Anbeginn allen Menschen zugänglich ist, auf die Ebene des Wunderkraftlichtes, des Weisheitslichtes bis hinunter in das Körperlicht.

[38] Bô Yin Râ, Gesamtausgabe (Kober, 1981)

[39] Vgl.Nishitani Keiji in: Das Sutra der vollkommenen Erleuchtung: Was ist Religion? (Insel, 2001).

Allen Heilern ist die außergewöhnliche Bedeutung des Lichtkörpers bewusst und in allen Traditionen wird darauf hingewiesen, den Lichtkörper zu reinigen, aufzubauen und wiederherzustellen. Im spirituellen Kontext wird diese Arbeit am Lichtkörper auch die „Königliche Kunst" genannt, und in den unterschiedlichsten Traditionen werden spezielle Techniken entwickelt, um diesen Lichtkörper umzuwandeln, neu zu ordnen und zu vervollkommnen.

In der hermetischen Tradition[40] legte man Wert auf die Selbstbeherrschung gegenüber Leidenschaften und Süchten aller Art.

Die *mystische Praxis* war auf Selbstveredelung ausgerichtet. Durch das Gebet und kontemplative Lebensausrichtung sollte die Qualität der menschlichen Eigenschaften und des Charakters gehoben werden.

Die *alchemistisch orientierte Lebensform* sollte zur Veredelung und Reinigung der „kontaminierten" Seelenanteile führen.

Diesen verschiedenen Traditionen, die sich in allen Weltteilen in unterschiedlichsten Ausformungen wieder finden (z.B. wären ergänzend noch die kabbalistische, taoistische und theosophische Tradition zu nennen) ist eines gemein, nämlich dass wirkliche Heilung immer mit der vollkommenen Aufladung und Durchlichtetheit der Seelenkräfte einhergeht. Die verdichteten physikalisch-atomaren Wirkkräfte müssen in feinstofflich metaphysikalische Strahlungskräfte umgewandelt werden. Diese feinstofflichen Strahlungskräfte werden fälschlicherweise häufig als geistige Wirkkräfte bezeichnet, welches zu bedeutsamen Verwirrungen führt. Meist ist dies der Hintergrund, warum mancher Heiler

[40] Vgl. Steynar, Emil: Gnostika, Jg. 2, Nr. 4.

sich als Gottberufener gebärdet bzw. sich als Gesandter des Göttlichen wähnt.

Dies scheint uns eine Perversion, d.h. im wahrsten Sinne eine Verdrehung von Wirklichkeit zu sein. Nicht mehr der Diener bezüglich des Heilsuchenden, sondern Gesandter (d.h. Höherstehender) zu sein. Man denke an die unzähligen Medien in heutiger Zeit. Nicht der Mensch und seine seelische Verwirrung, sein Leiden steht im Mittelpunkt, sondern das Medium selbst rückt in das Zentrum des Geschehens, welches „göttliche Informationen" (sic!) „channelt".[41]

Wie kann man aber nun in heutiger Zeit mit der ganz spezifischen Ausgangssituation (Infragestellung von Werten, Glaubensarmut, spirituellen Vakuum, Schnelllebigkeit etc.) ein Erklärungsmodell finden, welches auch vom „Zeitgeistmenschen" anerkannt wird und trotzdem geeignet ist, das notwendige Licht in die Seele zu bringen?

Wie können wir als Heiler unter Würdigung der Traditionen und gleichzeitig ohne „Flachlandesoterik" als Heilwirkende unseren Hintergrund zeitgemäß ausleuchten?

Wie kommen wir in die Position, in die Schwingung, das Licht im Heilstrom bezeugen zu können, d.h. die fein-fluidale Resonanzwirkung geschehen zu lassen und auch mitbewirken zu können?

[41] Der geschätzte Leser sehe uns die oftmalige Bezugnahme auf diese Thematik nach. Doch scheint sie uns von größter Bedeutung zu sein, da wir in unserer Praxis häufig mit spirituellen Krisen, Verwirrungszuständen durch so genannte Wahrsager, Hellseher, Energieheiler und Medien zu tun haben. Damit sei nichts in Bausch und Bogen verurteilt, nur sei davor gewarnt und darauf hingewiesen.

Wie können wir im Heilakt vollkommen, d.h. liebend zugewendet bleiben, ohne uns einerseits unbewusst dem spiritistischen Mediumismus zu übergeben und andererseits, wenn notwendig, die astral-magischen Kräfte zur Heilung nützen, wenn sie den Menschen in Abhängigkeit halten?

Wie also gelangen wir in die unverstellte Wirklichkeit unseres Selbst, die uns die „Transparenz zur Transzendenz[42] zur Erfahrung werden lässt, damit die Heilwirkung im Sinne der heutigen Zeit nicht nur mehr ein Glaube, sondern auch eine Erkenntnis ist?"

Diese Aufzählung ließe sich noch um einige Punkte erweitern, doch bleibt die Antwort auf alle Fragen letztendlich ähnlich. Sie lautet: Der Heiler darf weder dem physikalischen Licht des Ätherkörpers (archaisch-magisch), noch dem astralen Licht des Emotionalkörpers (magisch-mythisch), noch ausschließlich dem Licht der Vernunft (mental) verfallen, sondern muss die Bereitschaft, die Mühe, die Geduld und die Überzeugung aufbringen, sein Bewusstsein im Sinne eines Entfaltungsweges hin zu vollkommener Lichterkenntnis zu schulen.

3.4 Wirklichkeit als Bewusstwerdung – Strategien des Erkennens

Heilung bedeutet immer EINHEIT herstellen. Der Heiler erfährt in seinem Leben das tiefe Verlangen nach Einheit. Dieses Verlangen nach Einheit führt ihn in die Erkenntnis, in die Bewusstwerdung seines Selbst.

---

[42] Dieser Ausdruck stammt von Karlfried Graf Dürckheim.

Wir unterscheiden verschiedene Mutationen des Erkennens[43]:

a) Das magische Erkennen[44]

In diesem Entfaltungsstadium liegt der Zwang zur Macht. Natur, Umwelt und die Anderen müssen beherrscht werden, damit der Mensch nicht von ihnen beherrscht werde. Diese Furcht, beherrscht zu werden, führt dahin, dazu selbst nicht in der Lage zu sein, d.h. zu realisieren, dass die Aufgabe gerade dieses Entfaltungsstadiums darin liegt, sich selbst beherrschen zu lernen. Es ist ein Gegen-Etwas-Sein-Müssen; ein tragisches Symptom speziell auch in unserer Zeit. Man denke an die Migrationsbewegungen und die damit verbundenen Rassismen, an das Wiederaufflammen der religiösen-fundamentalistischen Strömungen usw.! Man könnte sagen, magisches Tun ist: tun, ohne zu wissen. Die Innen-/Außen-Perspektive ist austauschbar und damit entsteht eine permanente Gefahr eines Zurücksinkens in kollektive Wahnwelten, wo das Ich seinem Wachbewusstsein verlustig geht und dadurch die Verantwortung für das Ganze verleugnet wird.

b) Das mythische Erkennen

Ist das Charakteristische der magischen Entfaltung die Bewusstwerdung der Natur, so ist das Charakteristische der mythischen Entfaltung die Bewusstwerdung der Seele, also der Innenwelt des Menschseins. Dieses mythische Erkennen wird durch die Imagination geprägt (lat. Imago = Bild) und hebt sich dadurch von der magischen Struktur ab, die durch Emotion geprägt ist. Es kommt zum Erwachen des Selbst und auch zum Erwachen der ganzen Welt. Das Ich erkennt sich nun im Du, welches zuvor noch Ichlos magisch verschmolzen war. Handelnd und erleidend beginnt der Mensch sich nun als Einzelner zu fühlen.

---

[43] Siehe auch die Graphik auf Seite 31

[44] Vgl. Gebser, Jean: Gesamtwerk Bd. 1-7 (Novalis, 1986).

Mythisches Erleben ist: Spiegelung des Innen im Außen, d.h. ich werde mir meiner Selbst in Wachheit ansichtig.

c) Das mentale Erkennen

In dieser Mutation treten an die Stelle der mythischen Bilder Begriffe, d.h. mentale Abstrakta, die in einem gewissen Sinne *„mythische Götter in Götzen umlaufen"* (Botho Strauß). Diese Götzen sind: Anthropomorphismus, Dualismus, Rationalismus, Finalismus, Utilitarismus, Materialismus, etc.! War die Ausdrucksform des mythischen Erkennens das Mythologem, so ist es hier das Philosophem.

Die Größe, wie das Verhängnis dieser Mutation, liegt in der Gerichtetheit. Allgemeine Gültigkeit wird ausschließlich zugesprochen: dem bewussten Sein und dem Recht darauf, alles was nicht rational, rechtens, gerichtet usw. ist, abzuwerten oder sogar jegliche Legitimität abzusprechen. Man denke hierbei im Besonderen an die moderne Forschung, die alles nicht Messbare in Misskredit bringt (z.B. Homöopathie, geistiges Heilen etc.). Das Charakteristikum – Gerichtetheit – dieser Bewusstseinsmutation führt notgedrungen zu Einseitigkeit. Der Ausgangspunkt ist die Abstraktion, d.h. das Leben wird gedacht, erklärt und vorgestellt anstatt gelebt. Oder anders ausgedrückt: eine äußere Erscheinung wird auf eine Ursache im Inneren zurückgeführt (Linearität als Grundsatz der Denkbewegung).

Mutationen des Bewusstseins decken den Ursprung auf. Es sind quasi evolutive Selbststrategien, die zur Quelle unseres Seins führen, im Sinne eines Entfaltungsweges, der von der Verborgenheit (Latenz) zur Diaphanität (Durchschienenheit) oder von Unbewusstheit (Dunkelheit) zur Bewusstheit (Dämmerung) und weiter zur Durchsichtigkeit (Erkenntnis des Lichtes) führt.

Dies ist ein operativ-progressives Vorgehen[45] durch Re-Integration von Projektion. Rücknahme von Projektion beruht auf der Einsicht, welche das nur Subjektive vom Objektiven trennt, indem die projizierten Erscheinungen zugunsten einer vollkommeneren Wirklichkeitserfassung aufgegeben werden. Die projizierten Erscheinungen werden nicht notwendigerweise von der subjektiven Erfahrung entfernt, sondern in einem Bewusstseins-Akt re-integriert, d.h. zurückgenommen und dadurch verwandelt, d.h. überwunden und gleichzeitig bewahrt.

d) Die Konkretion des Erkennens

Nur das Konkrete kann re-integriert werden, niemals das Abstrakte. Konkretion bedeutet die Wiederherstellung der ursprünglich seelisch-geistigen Ganzheit des Menschseins unter Berücksichtigung aller bisher geleisteten Erfahrungen des Lebens. Um diese Ganzheit wiederherzustellen, muss der Einzelne in allen Entfaltungsebenen sich selbst durchscheinend werden. Dies wird durch die Erkenntnis und Durchdringung jeder einzelnen Bewusstseinsschicht ermöglicht. Dies führt aber nicht zur so genannten Bewusstseinserweiterung, von der vor allem die heutige Tiefenpsychologie und gewisse okkulte, auch sektenähnliche Gesellschaften sprechen. Bewusstseinserweiterung ist lediglich räumlich gedachte Quantifizierung des Bewusstseins, wodurch sie illusorisch wird.[46] Es handelt sich vielmehr um einen qualitativen „Sprung", d.h. eine Bewusstseinsintensivierung = konkretisierende Integration, mit dem Resultat der Transparenz oder Diaphanität der Gesamtheit aller Stufen des Erkennens und deren ganzheitlicher Verkörperung.

[45] Vgl. Behnke, Elisabeth: Beiträge zur integralen Weltsicht, Vol. IX.

[46] Vgl. Gebser, Jean: Gesamtwerk Bd. 1-7 (Novalis, 1986).

Der Heiler hat also in einem besonderen Ausmaß darauf zu achten, die Vorstellungen, Ängste, Zuschreibungen etc., die der Heilsuchende bezüglich seiner Krankheit, dem Sterben, dem Tod usw. hat, auf allen Mutationsebenen (magisch-emotional, mythisch-imaginativ, mental-rational) zu re-integrieren. Erst durch diesen Prozess, wird die Durchlichtung der Seele ermöglicht. Erst dann kann der Heilsuchende die höheren Bewusstseinsschichten (supra-mentale, subtile, integrale) wahrnehmen und erfahren (siehe Graphik bunt Seite 31).

Wir können uns diesen Intensivierungsprozess folgendermaßen vorstellen:

Innen > Außen > rezeptives Wahrnehmen > Rücknahme der Projektionen > Re-Integration = Gleichgewicht > „Sprung“ > Diaphanität > Welt ohne Gegenüber > vollkommene Präsenz > Einigende (transzendierende) Bewegung > Nicht-Präsenz > Heilwerdung

Durch diesen Bewusstseinsvorgang wird die Welt offen und durchscheinend. Sie wird, wie Jean Gebser sagt, „a-perspektivisch“. Der Heiler betritt mit dem Heilsuchenden eine Welt ohne Gegenüber, eine unverstellte, projektionsfreie, diaphane Welt, in der die feinfluidalen Heilstrahlungskräfte voll zur Wirkung kommen können. In einer Welt der Präsenz, also jenseits persönlichen Interesses, persönlicher Vorlieben oder Schwächen. Der Mensch, sei er nun ein Heiler oder Heilsuchender, ist EINS, d.h. das Sichtbare (Präsenz) wie das Unsichtbare (Nicht-Präsenz) wird zu Dreiheit = EINS erhöht.[47] Erst durch die vollkommene Präsenz (d.h. wenn wir vollkommen inkarniert = weltlich aufgeladen sind) ist die Voraussetzung geschaffen, uns zu (über)lassen – uns

[47] Vgl. Granet, Marcel: Zur Semiotik der Präsenz: Das chinesische Denken (Suhrkamp, 1985).

wieder zu entladen, nämlich in die Nicht-Präsenz des Numinosen, welche dann durch uns heilend wirksam werden kann.

„Die Welt ohne Gegenüber ist nicht die Welt des Nichts, der Leere, der Inhaltslosigkeit, der Haltlosigkeit, der Beziehungslosigkeit. Die Welt ohne Gegenüber ist eine Welt der Durchsichtigkeit, die unverstellt und unbegrenzt dem geistigen Auge das Ganze in seiner Transparenz, in seiner Diaphanität wahrnehmbar macht. Sie ist eine Welt der unverstellten Fülle." (J. Gebser)

Im Heilakt hören Heiler wie Heilsuchender auf, vorwiegend durch die Sinne zu existieren. Die Liebe beginnt die Führung zu übernehmen, und der Mensch erkennt sich im Lichte seines heilend EINIGEN Geistes.

Er-innern
Die Augen windwehen in die Ferne
In die Ordnungsdauer –
Zwischen den Grenzen
Zur großen Reise aufgebrochen –
Zur Aufhellungsbewegung.
Hier
Im Zwischenraum der Deutungslosigkeit
Im Helldunkel des Uferlosen –
Berührt und tanzt das Wiedervereinigte
Das Immerwährende.
Myein-Myein-Myein
Rhythmisch tönt das Wiedererkannte –
Geheimnisvoll umspült den Fels
Das Seelenverwandte.
Beginnlosigkeit

Ahnungsgeschwängertes Urvermissen –
Ewigkeit
Wahrnehmungserinnertes Selbstvergessen.
Wie zart
Dieser raumlose Ort –
Wie diaphan
Seine Verletzlichkeit.[48]

„Denn in dem Augenblick, wo wir, vom Wollen losgerissen, uns dem reinen, willenlosen Erkennen hingegeben haben, sind wir gleichsam in eine andere Welt getreten. Wir sind nur noch da als das eine Weltauge, welches aus allen erkennenden Wesen blickt…"
(A. Schopenhauer)

[48] Vgl. Rataj, Heinz: Lichtungen im Augenblick – Gedichte, Haikus, Meditationen (in Vorbereitung).

„Das, was man ‚Allbewusstsein' nennen könnte, ist stets nur ein bewusstes Sein des Augenblicks, der Folge aller Myriaden Augenblicke vorher, der Zeugender für alle Myriaden Augenblicke nachher ist. Der Geist aber gründet alles; auch die Tiefen der Gottheit und so ist es dem Geiste zwar möglich, durch Errechnung, durch Erschließung und in tiefster Selbstversenkung durch das Innewerden seines eigenen Gesetzes sich das künftige Geschehen vorher zu entschleiern, allein die Sehnsucht solchen Wissensdranges ist nur gottes-fernem Geiste vorbehalten und jene höchste Wirklichkeit, die sich als Urlicht in sich selbst erkennt, als Ursprung alles Seins und alles Daseins Krone, erfasst sich selbst von Ewigkeit zu Ewigkeit nur stets als vollbewusstes Sein des Augenblicks, kennt keinen Drang, in sich Vergangenes zu suchen, noch durch das Wissen um Zukünftiges die absolute Harmonie des All-Erfassens, die der Augenblick ihr bietet, zu zerstören…"

„…Die Nützung des Augenblicks erhebt den Menschen in Göttliche Lebensform!"

(Bô Yin Râ)

4. Integrale Aspekte des Heilwerdens

Die Gegenwart in ihrer Augenblickshaftigkeit ist zeitlos, da sie keine Richtung intendiert (im Gegensatz zu Zukunft oder Vergangenheit).

Daher kann sie auch nicht der materiellen Existenz zugeordnet werden. Sie ist in ihrem Augenblickscharakter ein Ausdruck des spirituellen (zeit- und raumfreien) Bewusstseins. Konsequenterweise muss das spirituelle Heilen als solches im a-perspektivischen, a-chronischen Bereich, d.h. in einer Welt „ohne Gegenüber" vollzogen und angewandt werden.

Die mentalen, medialen und imaginativ-suggestiven Bestandteile des Heilvorganges sind zwar integrale Aspekte des Heilwerdens, dienen aber nur als Durchgangsstadien und sind niemals anzustrebende Zielvorstellungen.

4.1 Spiritualität im Kontext des Heilens

Spiritualität verstehen wir als Haltung. Eine Lebenshaltung, eine geistig ausgerichtete Lebensführung, die über das gewöhnliche Alltagsbewusstsein hinausreicht. Ein Hingeordnet-Sein des Einzelnen, auf das überindividuelle geistig-durchlichtete „EINE".

„Eines mit Einem,
Eines von Einem,
Eines in Einem
und in Einem
Eines Ewiglich"[49]

---

[49] Vgl. Meister Eckehart: Deutsche Predigten und Traktate (Diogenes, 1979).

Diese Haltung eines spirituell geführten Lebens zeigt sich nicht in Wundertaten und/oder mystischen Erlebnissen, sondern vielmehr in der inneren Einstellung, in der das Leben gemeistert wird, wie mit Sorgen, Nöten, Krankheiten, Sterben und Tod umgegangen wird.

Je mehr Bescheidenheit und Genügsamkeit in das Leben einfließt, umso stärker wird die Kraft der Zufriedenheit.

Wünsche verschwinden, die früher bedeutsam erschienen. Das Bedürfnis nach kontemplativer Zurückgezogenheit wächst. Anerkennung durch andere erscheint immer unwichtiger. Zuverlässigkeit, Verzicht, Toleranz und verständnisvolles Mitgefühl anderen und sich selbst gegenüber, werden immer mehr zur „zweiten Natur". Gleichmut im Glück wie im Leid, bezüglich der Schwächen wie der Stärken wird bewahrt. Man spürt, wenn das Alltägliche und Gewöhnliche befriedet, dass man am rechten Weg ist.

Gelebte Spiritualität ist permanente Sehnsucht nach geistiger Erfahrung, Durchdrungenheit und Berührtheit. Nicht durch Theorien über das Geistige, sondern nur durch die persönliche Affiziertheit und lebendige Erfahrung der sublimen Auswirkungen spiritueller Strahlungskräfte, wird die Seele entfaltet.

Unsere Seele muss durch tiefe, wahre und authentisch-spirituelle Erlebnisse beeindruckt und gewandelt werden.

Der spirituelle Heiler hat also durch seine ganze Person, seine Haltung und Lebensführung zu wirken. Er ist als ganzer Mensch (das Ganze ist immer auch transpersonal und transhistorisch) aufgerufen zu begegnen und zu begleiten. Er kann und darf sich nicht hinter einer Religion, einer Überzeugung oder einer Theorie verschanzen.

„Da ist der Mensch (der ganze Mensch A. d. A.)
frei von Wunsch und Gram
frei vom Bösen, frei von Angst.
Da ist der Vater nicht mehr Vater,
die Mutter nicht mehr Mutter,
die Welten sind nicht mehr Welten,
die Götter nicht mehr Götter.
Diese Wesensform ist unberührt
Von Gutem und Bösem...
Denn der Geist ist dann
Hinausgekommen über alle
Kümmernisse des Herzens."[50]

Spirituelles Bewusstsein, ist religiösem Bewusstsein übergeordnet, d.h. es beruht auf persönlicher Erfahrung und ist überkonfessionell. Jegliche Form von Bewertung, im abwertenden Sinn, anderer Konfessionen, Glaubensgemeinschaften und Kulturen erübrigt sich nicht nur, sondern behindert und unterwandert die große vereinigende Erfahrung auf das „Eine" hin.

So wie das Wort „Spiritualität" oft in einem sehr oberflächlichen Sinn miss-gedeutet wird, so ergeht es auch dem Begriff „des Einen" im Eckehartschen Sinn.

„Das Eine" wird hier als die grundlegende Eigenschaft des GEISTES aufgefasst. Nicht zu verwechseln mit dem vieldeutigen „Alles ist Eins".

Wirkliche EINHEIT im spirituellen Sinn, umfasst auch die Differenz, die hierarchischen Strukturen, die Vielheit, Verschiedenheit und Gleichzei-

[50] Vgl. Brihad-Aranyaka Upanishad, 4/3/21-22.

tigkeit von Wirklichkeit. Jegliche „Gleichmacherei" im Sinne der Vereinfachung, hat nichts mit dem obigen Begriff „des Einen" gemein – so wie wirkliche Spiritualität, nichts mit den verschiedenen Formen des sogenannten Spiritismus (d.h. mit dem medialen Kontakt zu Verstorbenen -sic!-) zu tun hat.

4.2 Ausdrucksformen der Spiritualität

- Spiritualität transzendiert die alltägliche d.h. die dualistische Weltsicht.

- Spiritualität ist überkonfessionell, transpersonal und transhistorisch.

- Das spirituelle Bewusstsein ist auf die Gegenwart, der „Ewigkeit im Augenblick", das JETZT gerichtet.

- Die Wirklichkeit des Lebens ist gut so wie sie ist. Ein JA zur Welt, zur Körperlichkeit, zur materiellen Vergänglichkeit ist notwendig, um die Trennung zwischen dem Heilig-Heilenden und dem weltlichen Bewusstsein aufzuheben.

- Es geht um einen inneren Prozess der Entfaltung von Bewusstheit, der sich im Leben des Alltags zeigen und bewähren muss.

- Spiritualität gründet sich auf: Offenheit, gesundem Menschenverstand, kontemplativer Lebensführung, liebevollem und tolerantem mitmenschlichen Umgang und kritischer Distanz zur „Mainstreamkultur".

- Achtsamkeit und Verbundenheit mit allen Wesen relativiert und transzendiert das personale Ich und führt in das „tiefe Strömen“ des spirituellen Grundes. Dann ist man in der Lage, überall zu verbinden, wo Trennung ist, und zu vereinigen, wo Isolation herrscht.

- Es bedarf des Ganzen und Höchsten in uns, um dem „Einbruch des Geistigen“ in unserer Alltagsexistenz in Form von Gnade und Offenbarung teilhaftig zu werden.

- Leben und Tod wird als eine Einheit aufgefasst, die uns erschüttert und unsere Gelassenheit und unseren Gleichmut fördert.

- Die grundlegenden Kategorien und Dimensionen eines spirituellen Da-Seins sind: Annahme, Achtsamkeit, Präsenz, Hingabe, Güte, Verwandlung, Mitgefühl, Wahrhaftigkeit, Integration und Transformation.

Ein spiritueller Weg ist gekennzeichnet durch die bewusste Meidung okkult-magischer Übungspraxis. Diese Bemühungen sind letztendlich immer verbunden mit einer Überreizung des Nervensystems durch das Austreten (Ekstase = AUSSER-SICH-SEIN) aus dem physischen Organismus (z.B. Astralkörperwanderungen). Im Gegensatz dazu ist authentische Spiritualität (also die Erfahrung des Transzendenten) durch Enstase (= INNE-SEIN) charakterisiert.

Durch Enstase (geistige Versenkung) kann sich der Mensch aus seinen weltlichen Abhängigkeiten befreien. Er wird ruhiger, ausgeglichener und nüchterner. Durch die Identifikation mit Ekstasetechniken setzt sich der Suchende inflationären Reizwirkungen aus, die nicht selten zu Halluzinationen, Wahn und unkontrollierten (unkontrollierbaren) Verhaltensformen führen. Diese so genannten „pseudo-sakralen“ Praktiken (z.B.

Kontakte mit Wesenheiten der unsichtbaren physischen Welt = Mediumismus) werden sehr häufig von Menschen angewendet, die sich nicht einem in der Regel langjährigen und auch oft mühsamen spirituellen Weg unterziehen wollen.

„Es ist klein,
So klein,
Schier unnahbar fern
Jeder Wahrnehmung.
Es ist groß,
So groß,
Schier unfassbar
Jeglichen Begreifens.
Doch gibt es einen Weg
Hinzu,
Das Geheimnis…
Es ist fühlbar."[51]

[51] Vgl. Heinz Rataj: Gedichte / Haikus / Meditationen (in Vorbereitung).

4.3 Das integrale Gewahrsein

Der spirituelle Heiler hat den notwendigen „Sprung“ vom okkult-magischen, d.h. von der kontrollierenden und bemächtigenden Bewusstseinshaltung, gegenüber dem Heilsuchenden zum integralen Gewahr-Sein zu vollziehen.

Im spirituellen Heilakt geht es nicht um Hellsehen im Sinne eines „mehr an Wissen“, welches den Heilsuchenden sofort in eine Haltung des Unterlegenen oder Bittstellers versetzt, sondern um ein integrales Innewerden der durchscheinenden Ganzheit = der (gemeinsamen) geistigen Potentialität des Augenblicks.

Das Wort „Integral“ betont, dass die Einheit nicht zum Gegenstand gemacht und nicht zerlegt werden kann; nur zum Erscheinen kann sie gebracht werden.[52]

Durch die Innewerdung (Gewahrsein) entsteht im Heilakt ein Integrationsprozess von der Vielheit zur Einheit. Der gemeinsame Bewusstseinsstrom (des Heilsuchenden und des Heilers) bewegt sich in Richtung einer größeren Ordnung. Dieser Bewusstseinsstrom erfährt dadurch eine Intensivierung, da jegliche Analyse im Prozess des Heilens vermieden wird.

Es geht nicht um Wissen, Wahrheiten oder Ursachen, sondern um Durchlichtetheit, Klarheit und schöpferische Hingabe.

[52] Vgl. Roland Stastny: Philosophische Praxis (Passagen Verlag, 1994).

Gewahrsein ist nicht gesondert von den Erscheinungen, aber es ist nicht das Produkt irgendeines Prozesses, da es allen Prozessen vorausgeht und alle Prozesse umfasst. Daher liegt es außerhalb der Reichweite des Intellekts.[53]

Den Bewusstseinssprung, den jeder wirklich spirituell tätige Helfer und Heiler zu vollziehen hat, drückt sich auch darin aus, dass er nicht mehr zwischen Krankheit und Gesundheit, zwischen Stärke und Schwäche, zwischen weniger oder mehr an Entwickeltheit unterscheidet, sondern alles als Ausdruck des „Einen" erlebt und erfährt. Dies bedeutet jedoch nicht, dass er alles hinnimmt. Er wird aber nicht aus der Position des Mangels, Fehlers oder Besserwissens heraus auf das jeweilige (zu korrigierende) Geschehen reagieren, sondern aus der Haltung des geistig erfüllten und liebend geöffneten Herzens.

Der Heiler ist in dieser Haltung nicht mehr gebunden an die Welt der Phänomene. Phänomenales „Hell-Sehen"[54] wird durch noumenales „Hell-Erleben" überwunden.

Erleben aus der Erfahrung des integralen Gewahrseins bedeutet, Phänomene als unser Selbst zu erfahren, als alles, was sie sind, als ihre Quelle und unsere Quelle. Noch genauer gesagt: sie nicht als unsere Objekte, sondern als ihr Subjekt wahrzunehmen, nicht objektiv, sondern subjektiv, nicht als „außerhalb", sondern als „innerhalb".[55] Dies meint den eigentlichen spirituellen Akt im Heilvollzug, nämlich die Vereini-

---

[53] Vgl. Jeremy Hayward: Die Erforschung der Innenwelt (Insel, 1996).

[54] Es kann als gesichert gelten, dass alle Para-Phänomene, nichts mit geistigen oder mystischen Erfahrungen gemein haben, sondern deren Ursprung ausschließlich im leiblich-körperlichen (also magisch-mythischen Bewusstseinsraum) zu finden sind.

[55] Vgl. Wei Wu Wei: Das offenbare Geheimnis (Lüchow, 1998).

gung des phänomenal Getrennten mit dem Ganzen der potentiell-geistigen Wirkkraft des Menschseins. Dieses Wirken erfolgt aus einer unerbrüchlichen Gewissheit, d.h. der seelisch-geistigen Übereinstimmung auf das „einig Einende“ hin.

„Es gibt die Ahnung, es gibt den Glauben, es gibt das Wissen und es gibt die Gewissheit. Die Ahnung ist der Täuschung, der Glaube dem Zweifel, das Wissen dem Irrtum ausgesetzt, die Gewissheit ist unverbrüchlich.

Wer sich der Offensichtlichkeit dessen nicht verschließt, dass das Göttliche – oder wie immer man es nennen will – alle Bereiche durchatmet, dem ist es keine Frage des Glaubens, dem ist es überhaupt keine Frage, sondern Gewissheit.“ (J.Gebser)

4.4 Intensivierung – Involution – Selbsttranszendierung

In diesem Augenblick, diesem Moment, an diesem Ort wirklich zu sein, ohne die Wahrnehmungen zu filtern, indem sie an Objekte, Gedanken, Gefühle anhaften. Hier und jetzt ganz präsent zu sein, ohne sich durch Ängste vor Verletzungen zu verschließen. Also ganz offen im Herzen zu bleiben, durch Abbau jeglicher Ich-Aktivität. Im wahrsten Sinne schöpferisch sein. Dies ist aus einem intensivierten, d.h. unverstellten und unverborgenen Geist zu erfüllen, um in der Wirklichkeit des Spirituellen anzukommen. Es vollzieht sich eine geistige Konzentration, die als Steigerung und Vertiefung (nicht als Erweiterung!) erlebt wird.

Um dies zu ermöglichen, bedarf es einer in-volutiven, d.h. „hineinbildenden“ Bewusstseinskraft in uns. Quasi einem Er-innern, welches wie ein „geistiger Nachhall" des Ursprungs in uns wirkt, ohne den wir ansonsten die latenten, levitativen Wirkkräfte nicht erfahren, geschweige denn umsetzen könnten.

Evolution im Gegensatz dazu ist, so betrachtet, weder Fortschritt noch Entwicklung, wohl aber Auskristallisierung des Unsichtbaren (Involutiven) im Sichtbaren.[56]

Alle äußeren Entwicklungen sind in Wahrheit ein Nachvollzug der geistigen Kräfte (der Transparenz des Unsichtbaren) in dieser materiellen Welt.

Heilung wird so als Prozess erkennbar, der nicht nur darin besteht, in einen höheren Bewusstseinszustand „aufzusteigen", sondern gleichzeitig ist ein „Absteigen" in die „Verdichtung dieser Welt" notwendig, um die ausschließlich materiellen Kräftewirkungen aufzuheben. Auf diese Weise ist es möglich (am Schnittpunkt der evolutiven und involutiven Kraftentfaltung – siehe Grafik Seite 31), die materiell-fixierte, phänomenale Natur (und deren oft destruktiven Manifestationen, z. B. in Form von Krankheiten) unseres Seins zu transzendieren.

Durch die angenommene Formbildung (Verdichtung) der Natur des Menschen und der meist auch im Heilsuchenden vorherrschenden Kluft zwischen dem Willen zur (geistigen) Gesundung und dem unbewussten Drang zur rein körperlichen Identifikation, ist die Heilung oftmals verunmöglicht, oder nur in vielen Zwischenschritten zu vollziehen (Prozess).

---

[56] Vgl. Kai Hellbusch, in: Beiträge zur integralen Weltsicht, Vol. XV 2000.

4.5 Energie – Lebenskraft – Metanoia

Die Wissenschaft unterscheidet bezüglich energetischer Vorgänge zwischen kinetischer, elektrischer, magnetischer und chemischer Wirksamkeit (Energie stammt vom griech. Energeia = Wirksamkeit).[54]

In Heilerkreisen, wie auch in der körperorientierten Psychotherapie oder unter Homöopathen, kennt man Begriffe wie: Lebensenergie, subtile Energie oder feinstoffliche Energie. Hier geht man davon aus, dass es verschiedene Formen von Wirklichkeitsebenen gibt, die mit unterschiedlichen energetischen Qualitäten interagieren können. Man setzt also eine noch unbekannte Kraft (da noch zu wenig erforscht) voraus, die mit der physikalischen Welt in Wechselwirkung treten kann.[58]

Aus der spirituellen Sicht stellt sich die Energiefrage als reines Bewusstseinsgeschehen dar. Bewusstsein wird hier nicht als einheitliches Phänomen verstanden, sondern als ein in Intensität und Inhalt sich unterscheidendes, einzigartiges Merkmal und subjektive Ausdrucksform des Menschenwesens. Weder die grobstoffliche noch die feinstoffliche Energie (Lebensenergie), sondern der individuelle „Energie-Atem" oder die Geist-Seele entscheidet über die Umstellung, Neueinstellung, Wandlungsfähigkeit (Metanoia), Verlust oder Gewinn des Lebens.

Die energetischen Qualitäten und Wechselwirkungen unterstützen uns beim Gewahrsein von Innen und Außen, von Peripherie und Zentrum, Entstehen und Vergehen, Anregen und Beruhigen, bei Wandlung und Transformation, beim Ausdehnen und Zusammenziehen, beim Sammeln wie beim Zerstreuen, wie bei Leben und Sterben.

---

[57] SVPP-Lebensenergie, zwischen Mysterium und Forschungsprojekt.

[58] Vgl. Robert Bossard, in: Grenzgebiete der Wissenschaft 41/ 1992.

Dadurch wird es sinnvoll, dass der Heiler mit seinen Fähigkeiten auf die vertikalen wie horizontalen Wirkungszentren (Chakren, Nadis, Meridiane) einwirkt, um die inneren und äußeren Stauungen, Verdichtungen, Verstopfungen anzuregen oder zu beruhigen, zu nähren oder einfach zu verbinden.

Immer aber eingedenk, dass das, welches wirkt, vielleicht auch heilt, nicht stofflicher Natur ist, aber das Stoffliche benötigt, um wirksam zu werden.

Es wird aus unserer Sicht ein viel zu großer Teil der Aufmerksamkeit (vor allem auch bei Heilerausbildungen) auf die unsichtbare, aber noch immer stoffliche Welt gerichtet. Das Wahrnehmen der feinstofflichen Körper durch die entsprechend hell-fühlenden Sinne verführt leider sehr viele Suchende zu der Annahme, geistig-spirituelle Qualitäten wahrzunehmen. Es wird so eine bedeutsame (funktionelle) Tätigkeit (Heilen über feinstoffliche Energien) mit dem spirituellen Pfad verwechselt. Es sei darauf hingewiesen, dass die Heilkunst eben eine Kunst ist, wie das Klavier spielen. Es würde wohl niemand davon ausgehen, einen besonders begabten Musiker ob seiner Begabung „den Mantel der Erleuchtung umzuhängen". Der Heiler sollte in diesem Zusammenhang eine sehr fundierte und vor allem differenzierte, d.h. bewusste Haltung einnehmen können.

4.6 Energiebewegung – Synästhesien – unmittelbare Erkenntnis

Heilung ist dem Menschen so nahe wie sein Herzschlag oder sein Atem. Aber erst, wenn die Fähigkeit entwickelt wird, die geistigen Impulse als Wirklichkeit in die sinnliche Welt zu lassen, kann der notwendige Bewusstseinswandel = Heilung einsetzen.

Dieser Wandel kann durch bestimmte Bewegungen und Richtungen des Energieflusses beeinflusst werden.

1. Ist die Seele verschlossen, so muss der Heiler darauf achten, die Energie von oben nach unten zu leiten (in die Richtung der vitalen Zentren).

2. Ist der Heilsuchende bereit sich spirituell zu öffnen, so wird die Bewegung von unten nach oben geführt (in Richtung der höheren Bewusstseinszentren).

3. Die Bewegung von außen nach innen (kosmisch- universelle Energie), ist dann notwendig, wenn die Verdichtung des Wesenskerns (materielle Lebensausrichtung) zu stark ist.

Diese „Bewegungssuggestionen"[59] haben oft einen synästhetischen Charakter (Stille, Weite, Außenprojektionen, Hören von Farben, oder Sehen von Klängen).

Der spirituelle Heilakt weist meist alle Hauptmerkmale der Synästhesie auf:[60]

- Er verläuft ohne Anstrengung.
- Mit dem Gefühl der Überzeugung der Unverfälschtheit, Wahrhaftigkeit und Wirklichkeit.
- Er ist vollkommen ekstasefrei und weist trotzdem ähnliche Konfigurationen auf (wie oben).

---

[59] Vgl. Hermann Schmitz: Der Leib, der Raum und die Gefühle (edition tertium, 1998).

[60] Vgl. Gerhard Grössing: Die Information des Subjekts (Turia und Kant, 1997).

- Er ist vollkommen erinnerbar und in seiner Lebendigkeit jenseits der Alltagsroutine (erhöhtes Wahrnehmungsniveau).

- Es ist ein Akt der unmittelbaren Erkenntnis, wo die materielle und die spirituelle Betrachtung und Erfahrung einander nicht mehr ausschließen. Eine synoptische Zusammenschau des *„heilig-öffentlichen Geheimnis"* (Goethe)

4.7 Energie- Heilung von Gaia[61]

Du bist vollkommen leer. Du bist Licht. Lege dein Alltagsbewusstsein ab.

Vereine dich mit allen Wesen dieser Erde.

Du identifizierst dich mit dem gesamten Planeten. Dein Bewusstsein zentriert sich um deine Mitte, dem Kern der Erde.

Du verbindest dich mit der Drachenenergie (Erdenergie): dem Reich der Minerale, der Berge, der Täler, der Ebenen, der Flüsse, Wälder, Seen…

Den vegetabilen Kräften: den Gräsern, Flechten, Bäumen, Blumen, Kräutern, den reinen Kräften des Pflanzenreichs… mit der Autorität des reinen Bewusstseins.

Der lebensspendenden Energie der Tierwelt: den Insekten, Würmern, Meeresbewohnern, Haustieren, Wildtieren.

[61] Eine erweiterte und modifizierte Form der ursprünglich von Colin Bloy entwickelten Erdheilungsmeditation.

Durch alle Epochen, Jahrtausende, Bewusstseinsstadien, Evolutionen, Harmonien, Missstände, Revolutionen, Verwirrungen, Unsicherheiten, Abenteuern, Verzweiflungen. Hin zur Klarheit, Sinn, Zusammenhang und Vollkommenheit. Zum Aufkeimen der Liebe in ihrer Fragilität und Schönheit.

Du siehst die Entstehung von Stämmen, Nationen, Kulturen, mit all ihrem Ruhm, Stolz, Untergang. Den Kampf der Rassen, in ihren Bemühungen um gegenseitiges Verständnis, und ihrem Scheitern und Gelingen (ad infinitum).

Du beobachtest die Lehrer, Führer, Stammesfürsten, Präsidenten, Propheten mit ihren Botschaften, die in Dogmen, Lehrgebäuden, Institutionen und Blutvergießen münden.

Du siehst auch die wirklich Berufenen des Lichts und der Liebe, deren Worte und Taten in die menschlichen Herzen Eingang finden, aber auch pervertiert werden.

Dir ist bewusst, dass die höchste Form des Bewusstseins, die reine, unsentimentale und bedingungslose Identifikation mit der Evolution der Liebe, hier auf dieser Erde zu realisieren ist.

Schreite voran zu einer Periode, in der Gaia sich in einen liebenden Planeten verwandelt hat. Visualisiere den Homo Amans, den liebenden Menschen, der den kosmischen und irdischen Kräften die gleiche Aufmerksamkeit, den gleichen Respekt und Liebe entgegenbringt. Den männlichen wie den weiblichen Kräften. Der mit den individuellen Bestimmungen im Gleichklang vibriert, sie segnet, und gesegnet wird.

Verstehe das Licht des Ostens und die Botschaft des Buddha.

Verstehe die Wahrheit des Mohammed.

Verstehe die göttliche Wahrheit Krishnas.

Verstehe die einzigartige Wahrheit von Jesus.

Du siehst den ganzen Planeten als Energie. Energie als Bewusstsein. Nimm den Archetyp des liebenden Menschen und den ganzen Planeten als untrennbares Wesen in dein Bewusstsein auf.

Sieh den Drachen des Ostens und des Westens, des Nordens und des Südens. Lass seine Spiralbewegung mit deinem Bewusstsein verschmelzen. Sieh die Grenzen fallen, die inneren Grenzen der Eifersucht, der Maßlosigkeit, des Stolzes, der Habgier, des Hochmuts.

Du umarmst dein Elend in deinem Herzen, und schmilzt es mit deiner Liebe hinweg.

Halte dein inneres Bild der vollkommenen Liebe, der Freude, der Heilung immer aufrecht. Nimm teil an der Evolution der Liebe in deinem Herzen, der Menschen, der Erde, des Universums. Sei dir deiner machtvollsten Kraft bewusst. Der Kraft der heilenden Liebe.

„... Für geistige Gesundheit gilt das Gleiche. Sie kann damit beschrieben werden, deinen Kopf, deinen Mund und dein Herz auf einer geraden Linie zu halten. Gesundheit entsteht, wenn das, was man im Herzen glaubt, das Gleiche ist, was man mit seinem Mund sagt. Man ist gesund, wenn das, was man fühlt, das ist, was man auch glaubt...“

(C. Hammerschlag)

5. Heilung als Ausdruck eines höheren Bewusstseins

Gelingt es einem Menschen, im Einklang mit sich selbst zu sein, d.h. aus seiner Wesensmitte (dem Quellmittelpunkt seines Seins) seine Handlungen, sein Denken und Fühlen so zu gestalten, dass er seinen freien Willen auf die geistigen Gesetze richtet, so ist dieser Mensch zum Heiler[62] geworden.

Er wird dann durch seine Ausstrahlung (Heilcharisma), Mitgefühl, Wahrhaftigkeit und Liebe vermitteln. Ob dies durch Handauflegen (Kontaktheilung), das gesprochene Wort (Gebet) oder einfach durch Blicke oder Bewegungssuggestionen (Segnung) erfolgt, ist nebensächlich.

Viel bedeutsamer ist das Motiv, der Wille und die Entscheidung dieses Menschen (Heiler), seine ganze Hingabe und Bereitschaft heilend zu wirken, auf diesen Augenblick zu konzentrieren.

Oder in anderen Worten: Da Bewusstsein eng mit emotionalem Antrieb und zielgerichteten Verhalten verknüpft ist[63], wird der synästhesierende Wahrnehmungsprozess, d.h. das Ergebnis der Verknüpfung modalitätenübergreifend-sensorischen Verhaltens, Grundlage des Heilwirkens sein.

Also über das Zusammenwirken völlig unterschiedlicher Vermögen des Menschseins, nämlich des Fühlens, Wollens, Denkens und Erkennens, auf einen Punkt, nämlich den „Herzraum" gerichtet, wird Mitgefühl,

[62] Laut Duden, ist der Begriff „heil" nicht eindeutig zuzuordnen. Begriffe wie: Glück, Zufall, Gesundheit, Rettung, Beistand, wird mit Heilung in Verbindung gebracht. Wir hoffen, durch diese Texte, mehr Klarheit bezüglich dem, was Heilung aus spiritueller Sicht ist, aufzeigen zu können.

[63] Vgl. Andrew D. Verity: Blueprint 3 (Seminarscript).

Anteilnahme und Liebe als ganzheitliche Transzendierungsleistung resultieren.

Während es in psychotherapeutischen, psychoenergetischen und bioenergetischen Verfahren in der Regel darum geht, problemtranceartige Wahrnehmungsmuster zu durchbrechen, einschränkende Glaubensinhalte in zieldienliche Kognitionen zu transformieren, oder unliebsame Persönlichkeitsanteile und dysfunktionale Selbstbeziehungsstrategien zu integrieren, versucht der spirituelle Heiler eine höherwertige (transzendente) Ordnungsstruktur im Heilsuchenden durch seine mehrdimensionale Sicht und Handlungsweise anzusprechen (dies ist im ergänzenden und nicht im wertenden Sinn zu obigen Anwendungsdisziplinen zu sehen).

5.1 Glaube und Krankheit

„Der beste Arzt ist die Krankheit. Denn dem Wissen macht man bloß Versprechungen, aber dem Leiden gehorcht man."[64] *(M.Proust)*

Im Beginn jeglicher Heilung steht der unbedingte Wille zur seelischen Wandlung. Das Wesen des Heilaktes gründet sich auf das Vertrauen und in die Annahme einer höheren Wirklichkeit, welche wir Glauben nennen wollen. In gewisser Weise besteht das Paradox des Heilaktes darin, sich *„als verkörperte Endlichkeit für das Unendliche zu entscheiden"*.[65]

---

[64] Vgl. Marcel Proust: Auf der Suche nach der verlorenen Zeit (Fischer, 1963)

[65] Vgl. Gabriel Marcel: Geheimnis des Sein (Herold, 1952).

Die heil-suchende Person wird im Heilakt zu einer durchlässigen Membran, in die eine transzendente Wirklichkeit einfließt und hindurchgeht, bis das Ich in der Teilhabe daran Erfüllung findet und mit seinem wahren Selbst in Liebe verbunden wird.

Der Glaube im hier verwendeten Sinn hat nichts mit Selbsttäuschung gemein, im Sinne eines Aberglaubens oder einer erlernten Autosuggestionstechnik. Vielmehr versucht der Heiler in der Begegnung mit dem Heilsuchenden (Begegnung verstanden als schöpferischen Kontakt zweier Innenwelten), jenseits rationalistischer Verflüchtigungstendenzen den ganzen Menschen in den Blick zu bekommen. Dieser Vorgang, in dem der Heiler dafür sorgt, den Energiefluss zwischen allen Bewusstseinsstufen ins Gleichgewicht zu bringen, darf weder idealistisch noch materialistisch abgeflacht werden. Das heißt, nicht durch die Geschichte (Sippenhaftung) des Heilsuchenden, noch durch seine naturgegebenen Veranlagungen (genetisches Pool), sondern nur von der Transzendenz her erscheint der ganze Mensch in diesem Augenblick jenseits aller Subjekt-Objektverhältnisse. Durch die Erfahrung der Transzendenz kann der Heilsuchende seinem Leben wie seinem Tod einen neuen Sinn geben.

Er wird seine Tröstungen, Zuwendungen und Sinngebungen nicht mehr ausschließlich von der Welt, sondern vielmehr aus sich selbst heraus erfahren.

„Das Humanum wird gerade so gerettet, indem es als im Divinum begründet angesehen wird. Es hat sich gezeigt: Nur das Unbedingte selbst vermag unbedingt zu verpflichten, nur das Absolute absolut zu binden."[66]

---

[66] Vgl. Hans Küng- Projekt Weltethos (Piper, 1990).

- Wirklicher Glaube ist unwiderlegbar und selbstevident. Er wird jenseits des für-wahr-haltens erfahren. Also transreligiös und transrational.

- Der Glaube verhilft zum Annehmen der eigenen „Wunden", Schmerzen, Herausforderungen, indem ich mich aus dieser transzendenten Grundhaltung, der eigenen, ganzen Person, die ich wesenhaft bin, zuwende.

- Der Glaube erhöht nachweislich den Kraftfluss, durch die effizientere Nutzung der zur Verfügung stehenden Energien (Membrandurchlässigkeit). Das Erleben der Transzendenz führt zu einer bewussten Wahrnehmung des Menschseins als offenes und durchlässiges System, welches durch den dadurch bedingten stärkeren Energieaustausch einen höheren Ordnungsgrad (Bewusstseinsintensität) aufzubauen in der Lage ist (Heilung).

- Glaube führt dazu, im Kraftfeld des Geistes zu sein, und sich von dieser Kraft erfüllen und durchlichten zu lassen.

- Glaube hat nichts mit magischer Erfüllung zu tun. Das heißt, er ist nicht an ein Ursache-Wirkungs-Prinzip gebunden. Er entsteht vielmehr im „Zwischen" einer heilbaren Beziehung. Einer Beziehung, die durch Hoffnung, Offenheit, Dankbarkeit und Annahme geprägt ist. Ängstliches Bitten, wie naiv-kindlicher Heilmagiezauber, sind Anzeichen eines Mangels an Glauben.

- Wahrer Glaube will Heilung. Heilung bedeutet mehr als Abwesenheit von Krankheit. Heilung bedeutet, ganz zur Welt zu kommen, alle Erfahrungen des Schweren und Widrigen wie des Schönen und Lustvollen anzunehmen, um sich schließlich wieder GANZ zu lassen.

- Glaube ist ein Allheilmittel, aber kein Therapeutikum. Der Arzt, Therapeut und Heiler werden im Optimalfall eine sich gegenseitig stärkende Trias bilden.

„Medicus curat, Natura sanat“ und „Medicus curat, Deus sanat“ sind als gleichsam bedeutend (aber nicht gleichwertig) einzustufen.

5.2 Krankheit und Heilung

„Im Vorübergehen sah Jesus einen Mann, der von Geburt an blind war. Und seine Jünger fragten ihn: ‚Meister, wer hat gesündigt, dieser oder seine Eltern, so dass er blind geworden ist?‘ Jesus antwortete: ‚Weder dieser noch seine Eltern haben gesündigt, sondern an ihm sollen die Werke Gottes offenbar werden‘.“[67]

Es gibt wirklichkeits- und seinsbezogene Voraussetzungen für Krankheiten.[68] Es gibt sichtbare und unsichtbare Bedingungen von Erkrankungen. Es gibt bestimmte Orte und Körperbereiche von Erkrankungen. Aber gibt es einen Sinn oder eine Ursache von Erkrankungen?

Jeder Deutung in Bezug auf eine Ursache und Sinnhaftigkeit von Erkrankung ist mit großer Vorsicht zu begegnen, egal ob es sich um medizinische, psychosomatische, religiöse oder esoterische Deutungsmythen handelt.

Aus unserer Sicht, kann es keinen Sinn oder Ursache von Krankheit oder Leid geben, da es Krankheiten (im herkömmlichen Sinne) über-

---

67 Vgl. Johannes: 9, 1-3.

68 Vgl. A.J. Ziegler:Körpermythen (Gorgo 7/ Jg.4).

haupt nicht geben kann. Es kann medizinische Diagnosen und deren künstliche Wortkonstruktionen wie Rheuma, Krebs, Multiple Sklerose usw. geben, doch sind dies keine eigenständigen Gebilde, sondern Ausdruck eines Menschen, einer Person, d. h. eines geistigen Wesens in seiner Ganzheit.

„Oft, wenn der Mensch sich nicht entscheidet, sucht er, ohne dass er es selbst merkt, durch Krankheit, Schmerz, seiner Person gewiss zu werden…“[69]

Statt nach den Ursachen zu fragen, ist es aus heilerischer Sicht weit bedeutsamer, nach den Schicksalskräften zu fragen, die sich hier, genau an diesem Ort, in dieser Form und deren Ausdruck manifestieren. Diesen Ort, dieses Erscheinungsbild als sakral zu erleben, anstatt es als profan zu erfahren (pro fanum = außerhalb des heiligen Bezirkes), d. h. medizinisch oder psychodiagnostisch abzuwerten, ist von weit reichender Bedeutung.

Echte Heilung bedeutet wieder ganz zu werden, etwas zurückzubekommen, welches uns abhanden kam, auf eine Trennung aufmerksam zu werden, die unsere Seele aufspaltet.

Wenn wir uns wieder mit unserer Intuition, unserer Sensitivität und unserer Spiritualität verbinden, wird aus dieser Seinsbezogenheit jeder Ausdruck des Menschseins in etwas Sakrales verwandelt. Jeder Körperteil, gerade wenn er sich krankhaft verändert, dient uns als Ort der Besinnung, des wieder ganz Ankommens. Er wird durch die Art und Weise der Betrachtung entweder verklärt und geheiligt oder als Ausdruck der Abwertung als insuffizient erlebt.

[69] Vgl. Max Picard- Der Mensch und das Wort (Rentsch, 1955).

Gelingt es uns, ein sakrales Verständnis von Leid und Krankheit zu entwickeln, wird die Oberflächlichkeit jeglicher Ursachen bzw. sinnsuchenden Deutung evident und als kontraproduktiv und widersinnig erscheinen.

Zur Heilung gehört, dass dem Heilsuchenden nicht auch noch sein Leid zur Last gelegt wird, das durch Deutungen dieses Leids und deren impliziten Wertungen entsteht (man denke in diesem Zusammenhang auch an die unsäglichen Wirkungen der so genannten Karma- bzw. Reinkarnationstherapien).

Vieles muss vielleicht in einem Leben verändert werden, damit ein Körper wieder gesunden kann, doch um Heilung zu erlangen, ist das Geistige zu verwirklichen, d.h. die Ganzheit als Not – Wendigkeit muss in das Leben Eingang finden, durch einen Resakralisierungsprozess aller Lebenszusammenhänge, seien diese auf somatischer, sozialer oder seelischer Ebene zu erlangen.

Dann können wir guten Glaubens durch unser ganzes Leben hindurch aussagen:

„Tod, wo ist dein Stachel, Hölle, wo ist dein Sieg. Siehe, ich habe die Welt überwunden." (1. Korinther, 17,55)

5.3 Die kausale Influenzebene als Urphänomen

Der spirituelle Heiler muss ein „Erleber" der Urkräftewirkung aus der Schöpfungsebene im eigenen Selbst werden. Durch dieses Erfahren des überwesenhaften-schöpferischen Seins[70] in seiner Seele, wird der Heiler in die Lage versetzt, als Resonanzkörper dieser Urkräfteschichten zu fungieren. Resonanz meint hier eine Wirkung von Mensch zu Mensch, in die durch den Heiler die ordnende, geistige Kraft der Urseinsebene einfließen kann. Die Heilung kranker Schwingungen erfolgt durch die Ausstrahlung geistiger Ordnungskräfte, deren Wirkkraft sowohl die körperliche Struktur, als auch die Energiekörperebene reorganisiert und neu formiert. Diese Ordnungskräfte kann man sich als Ausdruck eines kosmischen Gedächtnisses vorstellen, in dem alle Ur-Bilder der kosmischen Ordnungskräfte gespeichert sind. Im Heilakt, durch die Atmosphäre des liebenden Glaubens und der Präsenz im Augenblick, können die regenerativen und reorganisierenden Impulse in Form dieser Urseinskräfte der Heil-Suchenden Seele aufgeprägt werden (siehe Teil 2: Heilen mit Archetypen).

Diese kausale Influenzebene lässt sich in drei Teile gliedern:[71]

- Ursein – Offenbarung durch die Einheit alles Seienden.

- Urlicht – ewige Quelle des aus sich selber Seienden.

- Urwort – das ewig sich Auswirkende (Aussagende).

Diese immanente Trinität aller kausal-kosmischen Wirkkräfte ist der Ausgangspunkt jeder seriösen und ernstzunehmenden spirituellen Praxis.

---

[70] Das Schöpferische Sein ist mehr als das kreative, imaginative und produktive Element des Menschlichen. Das Schöpferische ist Repräsentant des Urseins in der Gegenwart. Modalität der unmittelbaren Teilhabe am Geistigen.

[71] Vgl. Bô Yin Râ- Gesamtwerk (Kober, 1981).

Für die Heilung im Besonderen ist die Wirkung aus dem Urlicht von größter Bedeutung, da diese die ewige Quelle allen Lebens ist. Dieses Urlicht ist das „Eine aus sich", als Ausdruck allen überwesenhaften Seins. Dieses überwesenhafte Licht ist gestaltlos, d.h. es kann nur im ewigen Wesenskern der menschlichen Seele als solches erfühlt und erfahren werden.

In der „Heilerszene" wird die hervorragende Forschungsarbeit von Prof. Popp über die Lichtquanten (Photonen) als Erklärungsmodell und Begründung für Heilung diskutiert. Da Photonen reine Energie sind, elektromagnetische Kraft vermitteln, keine Eigenzeit besitzen und keine Ruhemasse haben,[72] ist diese Diskussion absolut verständlich. Doch geben wir zu bedenken, dass aus spiritueller Sicht Licht, wie oben dargestellt als Ur-Quelle, vollkommen immateriell, d.h. geistig ist. Der Mensch nimmt (aus dieser Sicht) die geistigen Zerfallsprozesse = Lichtemissionen war, also die Finsternis, die das Licht aufsaugt.[73] Würden wir in das wirkliche geistige Licht (unvorbereitet, d.h. so wie wir gemeinhin sind, nämlich unerleuchtet(!) blicken, würden wir auf der Stelle verbrennen. Nicht naturwissenschaftliche Forschungen, die, wie der Name schon sagt, die Natur, also die Materie als Gegenstand haben, können uns das geistig-wirksame Licht (welches das einzig heilende Licht ist) vermitteln, sondern wir müssen ein geistiges Wahrnehmungsorgan entwickeln, um dem Seinsgrund in der Urquelle teilhaftig und auch gewachsen zu sein. Letztendlich besteht unsere wirkliche Krankheit darin, zu glauben, das Licht zu sehen. Wir wissen nicht mehr, dass wir es nicht sehen, sondern einzig in die Dunkelheit blicken, die als Gegensatz uns ein scheinbares Lichterleben vorgaukelt. Das wirkliche Licht der Urquelle bildet aber keinen Gegensatz (und wirft auch keinen Schat-

[72] Vgl. Bruno Binggeli- Primum Mobile (Amman, 2006).

[73] Vgl. Massimo Scaligero- Das Licht (edition tertium, 1994).

ten), es ist jenseits aller Vorstellungen und Spiegelbildern vollkommene und einzigartige Wirklichkeit. Das geistige Licht wird erst dann von uns wahrgenommen und erfahren, wenn wir uns wieder als geistige Wesen erleben und (dadurch) mit den „Augen unseres Herzens" sehen gelernt haben.

Das Urlicht, ist der Inbegriff dessen, was der Mensch als Urquelle (als innere Wahrhaftigkeit und Wahrheit) erfährt.

„Die Wünsche der Person aber sind immer derart, dass sie als bleibend erhoffen, was vorübergehen soll, und als Wahrheit nehmen, was nur zeitliche Täuschung ist..."

„Wo noch Persönliches gehätschelt wird in Vorstellung und Wunsch, kann Ewiges, kann Individuelles noch nicht zum Ausdruck kommen..."[74]

So ergibt sich zwingend, dass in der Resonanzbeziehung[75] zwischen Heiler und Heilsuchenden darauf geachtet werden muss, alle Gedanken, Gefühle und somit die gesamte Lebensausrichtung der geistigen Urseinsordnung einzufügen, um wahre Heilung zu erlangen.

Gelingt es nicht in diese Urordnung des Seins vorzudringen, so ist wirkliche Heilung nicht möglich, und jede Heilkraft (wie auch jeder Heiler) wird hier an ihre (seine) Grenze stoßen.

---

[74] Vgl. Bô Yin Râ: Gesamtwerk, s.o.

[75] Die Resonanzfähigkeit hängt von der jeweiligen Weite und Bewusstheit der in Resonanz befindlichen Wesen ab. Wird die Resonanz schwerpunktmäßig psychisch gestaltet, wird das Numinose unterschritten, in dem Projektionen die „Wirklichkeit" konstituieren. Erfolgt die Resonanz auf spiritueller Ebene, so wird das Numinose durch die geistige Influenzwirkung überschritten.

Wahre Kausalität folgt nicht der Form von Ursache und Wirkung, sondern ist Ausdruck des Seinsgrundes im Menschen. Folglich muss jede Krankheit auf den wahren Grund seines Entstehens bezogen werden, um durch die geistige Herkunft allen menschlichen Seins geordnet zu werden.

„... Wenn die Wissenschaft endlich dahin kommen würde, nicht mehr von der Psyche, sondern vom autonomen Urphänomen, nicht mehr vom Menschen, sondern von der Wirklichkeit an sich, und nicht mehr von der Zelle, sondern von der autonomen Funktion aus, Leben und Welt zu erschauen, so würden völlig andere Perspektiven und gänzlich andere Problemstellungen entstehen... "[76]

5.4 Urvertrauen als Notwendigkeit

Das Haupthindernis jeglicher Heilung liegt in der unbewussten Abkehr des Menschen von sich selbst, und der daraus resultierenden Urangst als Zustand und Befindlichkeit. Das Leben wird als „Wunsch an die Welt" gelebt, d.h. die Lebenskräfte werden hin zu den äußeren Erscheinungen des Daseins gerichtet. Wünsche sind aber ein seelisches Phänomen[77], und dadurch immer zugleich auch ein Wunsch an der Teilhabe am Geistigen.

Im Gegensatz zur Polarität – Angst und Vertrauen – sind Urangst und Urvertrauen keine Polaritäten. Das Urvertrauen wird als geistiges Phänomen erfahren (im Gegensatz zu Angst und Vertrauen welches polar d.h. psychisch erlebt wird) und löscht dadurch die Urangst aus. Da Urvertrauen als ein Gehalten werden im Geistigen gefühlt wird, in Form einer vollkommenen Hinwendung zur bedingungsfreien Liebe, wird da-

[76] Vgl. Otto Mennerich: Zeitwende (Martin, 1979).

[77] Vgl. Jean Gebser (Vortrag): Urangst und Urvertrauen (Radio Bremen, 1973).

durch jegliche Angst induzierende Wirkung verunmöglicht, welche nur in dualen und polaren Welterfahrungsbezügen erlebt und erlitten werden kann.

Wer die Welt immer als ein Ganzes erfährt (da er das Geistige in ihr erlebt), wird sich jenseits von Glaube und Wissen in seiner Selbsterkenntnis als spirituelles Wesen geborgen fühlen.

Gelingt es aber dem Heilsuchenden nicht, von seinen „Fluchtmechanismen" zu lassen (seiner Welthaftigkeit, mit ihren Ablenkungen, Verirrungen, Täuschungen, Maßlosigkeiten, Projektionen etc.) und auch von seiner Unsicherheit, ob sein Vertrauen in die geistige Welt ausreicht, so wird Heilung erschwert bis verunmöglicht, da Heilung immer den ganzen Menschen benötigt, der in sich ruhend (gehalten), die oft nötige Angst erlösende Katharsis mit ihren emotionalen Schwankungen durchzustehen hat.

Im Ursprung
Im So-Sein
Im Glanz der Sonne
Im Blitz der Durchlichtung
Im innersten Kern des Unnennbaren –
Als ganzer Blick geborgen (der uns mitnimmt)
Hinein – bis hinter den Sinn
Wo wir gemeinsam
Die Träume wie die Trauer sammeln
Diese Lebensfrüchte der Zeit –
Und im Übersteigen der Dinge
Im Überhöhen der Geschehnisse
Im Erfassen des Grundes
Durchwirken wir die Meere

Der nächtlichen Bilder und Not –
Gehalten im Leben und im Tod
Aus der stillen Glut
Und nah an jedem Herzen
Den überwachen Sinnen gleich
Nehmen wir Zuflucht in fernen Gefilden
Und legen unsere Seele
In die erfüllte Reife unseres Schicksals.

„Das Geistige ist grundsätzlich über jeden Gegensatz oder jede Polarität erhaben; das Materielle dagegen besteht eben daraus und deshalb in dessen Prinzip der Anstrengung. Der Begriff der Kraft selbst löst sich außerhalb der Beziehung zu einem Widerstand auf, so dass er absolut genommen nicht von einer Macht zeugt, sondern von einer Ohnmacht. Dagegen braucht das Geistige niemals zu streben und sich anzustrengen, es siegt auf stille Weise..."

(J.M. Guyau)

6. Im Kraftfeld des Geistes

Das spirituelle Heilen vollzieht sich in der atmosphärischen Verdichtung durch das Geistige. In dieser vergeistigten Atmosphäre konzentriert sich der unbedingte Ernst und die vollkommene Autorität, die nötig ist, um alle Energie, Aufnahmefähigkeit und Bemühung auf den Heilvorgang auszurichten.

Heilung ist Einigung („einig im Geiste"). Die Wesensimpulse des Heilsuchenden müssen mit den Heilimpulsen, d.h. mit dem Einströmen der Heilenergien ein gemeinsames „einiges" Kraftfeld aufbauen, welches die leibseelische Wandlung ermöglicht. Diese „Strahlungsdiffusion"[78] des einigen Kraftfeldes fließt manchmal in wahrnehmbarer, oft aber auch in nicht mehr fassbarer Form, also förmlich – entsubstantialisiert – als eine annähernd reine Energie, entstehend durch vollkommene Resonanz zwischen innerer Welt / Außenwelt, Leib / Seele, Zeit / Sein und Polarität / Liebe.

Das spirituelle Heilen ist durch die Ausrichtung auf das Geistige hin, nicht auf interaktive, psychische und physische Aspekte und Instanzen beschränkt. Die Wirkung erfolgt von „Oben" wie von „Unten", d.h. im Gegensatz zu psychoanalytischen Theoriebildungen verfällt der Heiler nicht einem Energiemonismus, indem er nur eine Energierichtung anerkennt, nämlich die von unten nach oben ansteigende Triebenergie. Er bezieht genauso die geistige Energetik, die nicht an eine bestimmte raum-zeitliche Wirklichkeit gebunden ist, als einzigartige und ur-phänomenale Gegebenheit mit in den Heilungsprozess ein.

[78] Vgl. Müller, K. E.: Das magische Universum der Identität (Suhrkamp, 1987).

„Die Triebdynamik steht ekstatisch aus sich heraus auf ihr Triebziel hin. Sie ist von dem Erleben des Begehrens und Verlangens so sehr erfüllt und okkupiert, dass sie sich nicht mehr auf sich selbst zurückbeugen kann, zu sich zurücknehmen, auf sich sammeln oder gar besinnen kann. Dagegen ist es geistiger Energie gerade zu wesentlich, in jedem ekstatischen Aus-sich-hinaus-stehen sich selbst zu finden, auf sich selbst zurückholen, sich zu sich selbst hin zu zentrieren, sich auf sich zurückzubeugen, um sich zu sich selbst zu sammeln, ihrer selbst inne zu werden, sich selbst zu ergreifen."

„...wollte man die Ansicht teilen, dass die geistige Energie aus einer Sublimation der Triebenergie hervorgehe, so müsste man doch annehmen, dass beim Übertritt der Triebenergie in geistige Dynamik ein sehr grundlegender Umwandlungsprozess statthat, durch den eine ganz andersartige und neue Energieform auftritt. Es ist aber vollkommen undenkbar, dass die Triebenergie selbst diese Umwandlung vollbringe. Denn das würde die Annahme beinhalten, aus wirklichkeitsgebundener Energie ginge wirklichkeitsentbundene hervor, aus zielverpflichteter zielfreie, aus zwanghafter freie, aus spezialisierter universelle, vitalgebundener vitalentbundene, aus ekstatischer zentrierte."[79]

Dadurch erfährt die ärztliche Heilkunst, wie die psychosomatische Behandlung durch das spirituelle Heilen, eine wesentliche Erweiterung, da die „Heilung aus dem Geiste" nicht auf die psycho-physiologischen Prozesse beschränkt bleibt. Der Mensch als dynamische Einheit von Geist, Seelenleib und physischem Körper, wird durch das spirituelle Heilen, wieder in den „ inneren Menschen" verwandelt, der nicht das weltliche DA-SEIN als (ausschließlich) wesentlich erachtet, sondern das geistige SEIN zu realisieren vermag.

---

[79] Vgl. Weier, Winfried: Grundlegung einer dimensionalen Anthropologie (Elementa XLIV, 1986).

6.1 Welcher Geist heilt?

Erlebt sich der Heiler als „Macher", in Form eines Mediums, Okkultisten, Spiritisten oder Gurus, wird er immer in die Versuchung geraten, sich selbst in den Vordergrund zu stellen, womit er einer gefährlichen Hybris Vorschub leistet. Auch der begabteste „Hellseher" vermag nur in die unsichtbare, d.h. feinstoffliche Welt zu „sehen", aber niemals in die Urwirklichkeit geistiger Gotteserkenntnis.

Handelt der Heiler nicht aus einer dieser Ersatzreligionen, sondern aus einer tiefen Einsicht in das Geistige, gegründet im Glauben an das ALL-EINE und im Vertrauen an die Erfüllung und Erlösung des Menschseins, so wird er den Weg in die Heilwerdung verkörpern und vermitteln können.

„Auch Christi Zeit, die Gott verschleiert,
Vergeht, der neue Bund zerreißt,
Dann denken Gott wir als den Geist,
Dann wird der ewige Bund gefeiert.
Der Geist ist Gott! So schallt es hin mit Macht,
Ein Freudendonner durch die Frühlingsnacht."[80]

So wie im obigen Zitat Geist fälschlicherweise mit Gott gleichgesetzt wird, so wird das Wort „Geist" im heutigen Sprachgebrauch in verschiedensten (aus unserer Sicht missbräuchlichen) Zusammenhängen verwendet, die sich hauptsächlich auf die Gehirntätigkeiten und deren mentale Verstandesfunktionen beziehen, oder der Begriffsinhalt wird mit Geistern, im Sinne von Gespenstern oder immateriellen Wesen wie Engeln, gleichgesetzt. Es ist heutzutage fast schon unmöglich gewor-

[80] Vgl. Epos von Lenau: „Die Albigenser" in: Denis de Rougemont (Diogenes, 1987).

den, den eigentlichen Ursprung des Begriffs „Geist" als „spiritus creator" vorzufinden. Der äußere Mensch als seelisch-körperliche Stofflichkeit gilt als „wirklich", der innere geistige Mensch dagegen als unerwiesenes und unwirkliches Traumgebilde.[81]

„Wer aber den Geist vernachlässigt, der verfällt der (schwarzen) Magie, der (billigen) Astrologie, dem Okkulten oder einer spiritualisierten Form der Psychologie. Er wird zwar von ‚geistiger Suche' sprechen und geht dennoch 20 Jahre lang von einer Selbsterfahrungsgruppe in die andere, oder zehn Jahre in die Psychoanalyse, um in der Psyche herumzuwühlen, statt beispielsweise drei Monate lang eine – letzte Einsamkeit – mit sich selbst zu durchleiden und durchzustehen. Wer die Seele vernachlässigt, weil er keine echte Sehnsucht nach der Führung des Geistes hat, der wird im Körper gefangen oder so ‚durchgeistigt' sein, dass die Mitmenschen nicht unbedingt seine Nähe suchen werden. Und wer den Körper vernachlässigt, der hebt frühzeitig in den ‚Geist' ab, landet aber nur in der Psyche und er wird in der Seele gefangen bleiben (Selbsterfahrungstrip).[82]"

Wir verstehen Geist als unbedingte, überzeitliche, überbewusste, vollkommen immaterielle, inkomplexe und einfache Wesenheit, die aus dem „Einen" als Urprinzip hervorgeht, und durch Hypostasierung die Seelenkräfte formt.[83]

Der Körper ist über seine Empfindungsfähigkeit und seine „Organhaftigkeit", unter geistiger Führung, der materielle „Zulieferer" bei der Ausformung der Seelenkräfte. Geist ist also eine völlig von Psyche und

[81] Vgl. Zimmermann, Werner: „Ich Bin" (Drei Eichen, 1948).

[82] Vgl. Zsok, Otto: „Der mühsame Weg zum Geistigen" (EOS, 1999).

[83] Vgl. Plotin: „Ausgewählte Schriften" (Reclam, 2001).

Körper unabhängige Entität, die vollkommen Aus-sich-selber-Seiend IST. Das Geistige ist jenseits der Dimension des Seins, eine Wirkform der Transzendenz und des Urlichts im Menschen, die nach vollkommener Einheit des Menschseins verlangt. Dieses Verlangen kann im Erleben der eigenen Seelentätigkeit als wesenhafte Welt jenseits der Gedanken erfahren werden. Indem ein „Geistesfunke" aus dem Urlicht im Menschen einen geistigen Organismus schafft, vereinigt sich der Menschengeist mit dem göttlichen „Geistesfunken" und gebiert die Seele, den „lebendigen Gott" im ewigen Ich.[84]

Diese, rein geistige Welt ist das eigentliche Ziel, die eigentliche Heimat, das wirklich Heilende. Von hier aus ist der Heiler „in den höheren Dienst genommen." Seine Aufgabe liegt darin, den heilsuchenden Menschen auf dem Weg in seine geistige Heimat zu begleiten, in seiner Krankheit, seinem Schmerz, seiner Verwirrung einen helfenden Halt zu geben, der ihn durch die physische Gebrechlichkeit, durch die okkult-feinstofflichen Körper, durch seine fluidalen Seelenkräfte, aber auch durch seine persönlichen Konventionen, Vorstellungen, Begrenzungen, Ängste hindurchgeleitet, bis er seiner Verantwortung als Geistmensch ansichtig wird. Wird er sein reines Gehirnbewusstsein mit dem Geistbewusstsein verbinden, d.h. wird er sich seiner inneren geistigen Führung bewusst, so dürfen wir von spiritueller Heilung sprechen.

[84] Vgl. Bô Yin Râ: Das Buch vom lebendigen Gott (Kober, 1981).

6.2 Im Kraftfeld geistiger Energetik

„Echte Heilung aus dem Geiste...ereignet sich erst dann, wenn einer, soweit das Sterblichen möglich ist, in seinem Ganz- und Heil-Sein in den Ursprung und damit in das Schöpferische tritt..." (G. R. Heyer)

Gelingt es dem Heiler nun, aus der „Sphäre des Geistigen" seine Wirkkraft zu entfalten – d.h. dass die elementale und personale Kraftentfaltung eine Wirkung ermöglicht, die alle Modelle und Methoden übersteigt, da sie nicht mehr durch wissenschaftliche Kriterien begründbar oder nachweisbar ist, sondern nur mehr „pneumatologisch" (geistig) erfahrbar und erlebbar wird – so hebt sich diese „pneumatische Wirklichkeitskraft" auch vom so genannten „Geistheilen" insofern ab, als sie im Gegensatz zu allen mental-magisch-suggestiven Heiltechniken, die immer eine rezeptiv-empfangende Haltung voraussetzen, hier auch eine im hohen Grade eigentätige und aktive Haltung des Heilsuchenden als notwendig erachtet wird.

C.G. Jung wies bereits darauf hin,[85] dass wenn Raum und Zeit ihren Sinn verlieren bzw. relativ geworden sind, keine Kausalität, die Raum und Zeit voraussetzt, festgestellt, geschweige denn gedacht werden kann.

Diese a-kausale und a-logische Dimension von Wirklichkeitserfahrung gilt natürlich nicht nur für die Spirituelle, sondern auch für die magische Heilpraxis. Der wesentliche Unterschied in der Wirkungsweise liegt aber darin begründet, dass der magische Heiler mit den Mitteln der Suggestion und machtvollen Beschwörungen zwar vorübergehend Erfolge erzielen kann, aber keine Förderung und Reifung der Persönlich-

[85] Vgl. Jung, C. G.: Naturerklärung und Psyche (Rascher, 1952).

keit und keine spirituelle Entfaltung ermöglicht. Der Heilsuchende wird zum abhängigen Bittsteller und fällt so „hinter oder unter sich zurück", d.h. er wird seiner geistigen Wesensnatur entfremdet.

Wogegen im spirituellen Heilen darauf geachtet wird, eine Atmosphäre zu schaffen, die die Durchlichtetheit und Eigenständigkeit der Seele fördert und durch die Hinwendung zum Seelischen dafür Sorge trägt, die Lebendigkeit des Leiblichen zu unterstützen. Auch im Gegensatz zur psychologischen Tätigkeit bemüht sich der Heiler mehr um die seelisch-geistige „Konversion", als um die Identitäts- und Ich-Bildung.

Durch die geistige Verwandlung wird die Seele gereinigt und durchlichtet und der Leib kann sich öffnen, um sich zum Kanal für die Lebenskraft zu weiten.

6.3 Differenzierung der unterschiedlichen Kraftentfaltungen

- **Überwältigung durch Kraftwirkung – unbewusste Ebene:**
  - magisches, kraftgeladenes Fluidum (Mana).
  - unpersönlich, z. B. Analogiezauber, medizinisch-technische Apparaturen.

- **Hingabe an die Kraftwirkung – bewusste Ebene:**
  - personales, interaktives Fluidum.
  - existentiell, z.B. Psychotherapie, Glaube und Gebet.

- **Verwandlung durch Kraftwirkung – überbewusste Ebene:**
  - transpersonal, transhistorisch.
  - spirituelle Wirkform: Heilung durch Heiligung.

Diese Kraftentfaltungen sind fluidal-energetisch assimilierbar, je nach praktiziertem Glauben oder Überzeugung des Empfängers. Die Stärke der Kraftschwingung ist von der Summe der Gesten, Worte und Handlungen (kollektiven Wirkkräfte) abhängig, die durch die praktische Anwendung in der jeweiligen Kultur angehäuft wurden. Die spirituelle Kraftwirkung aber ist rein geistiger Natur. Diese geistige Kraft können wir uns im Gegensatz zu elektrischen oder magnetischen Kraftfeldern als individuelle raum- und zeitbeherrschende Wirkung vorstellen, die als unstofflich-geistige Strahlkräfte alle Materie, Gedanken, Gefühle und Willensstrebungen durchströmen, durchwirken und verwandeln.

Als „Pneumatiker" richtet der Heiler seine praktische Tätigkeit darauf aus, den heilsuchenden Menschen in den Einflussbereich des Geistigen zu geleiten.

Die geistige Energetik[86] hilft durch Zentrierung auf das Wesenhafte des menschlichen Seins, aus der Verwirrung und dem menschlichen (Er) Leiden gestärkt hervorzugehen.

Jenseits moralischer Perfektion, psychologischer Authentizität und konventionell-religiöser Bindungen, wird die Strahlkraft des Geheimnisses der Heilung erfahren.

---

[86] Als Energetik wird ein auf komplementären Verhältnissen beruhendes Potential verstanden, welches ein unerlässliches Strukturmerkmal aller feinfluidalen, fluidalen, als auch grobstofflichen Erscheinungen und Vorgänge dieser Welt ist. Uns ist die Widersprüchlichkeit, die in dem Begriff „geistige Energetik" steckt, bewusst. Es soll eben aber auf das polare und nicht gegen-sätzliche Verhältnis zwischen Welt und Geist hingewiesen werden.

„Das Wesen Gottes erkennt keiner; es ist das Allerheiligste, das selbst den Seraphim verborgen bleibt. Aber Gott gibt sich kund in den Strahlen seiner Energie; in der Wirksamkeit nach außen teilt er sich dem Menschen mit. Die göttlichen Energien sind in allem und außerhalb von allem; Gott existiert darin…" (Symeon von Smyrna)

Nur durch geistige Energetik entsteht ein Kraftfeld, welches durch seine universale Ordnung in der Lage ist, die kranken seelischen oder körperlichen Schwingungen in eine Organisation höherer Ordnung zu verwandeln.

Der Heiler, der als Mensch auf einen Menschen wirkt (durch Handauflegung, das gesprochene Wort, das Gebet, Energiekörperreinigung, Leibvitalisierung, etc.), versenkt sich in die Urschichten seiner Seele, um derart das Leiden des Heilsuchenden in die ausgleichende und beruhigende Resonanz des ordnenden Geistes zu führen, und dadurch, die leib-seelische Wesensstruktur umzuformen. Da dieser Vorgang im Optimalfall bis in das zelluläre Ordnungsfeld einwirkt, empfindet der Heilsuchende nach dem Heilakt oft eine allgemeine Leichtigkeit, ein Wohlgefühl, ein Prickeln an der Hautoberfläche usw., bedingt durch die feinstoffliche Strahlungsintensität, die jede Zelle, jedes Atom, jedes Elektron durchdringt, ohne eine negative Reizwirkung zu hinterlassen.

Da aber jede Heilung auch eine Abfuhr von schädlichen Elementen und die Einführung von lebensförderlichen Kräften mit einschließt,[87] kann als Nebenerscheinung (durch eine physiologische Reizantwort) aber auch eine gewisse als unangenehm empfundene Entgiftungs- und Neustrukturierungs-Reaktion (z. B. Schweißbildung, Kältegefühle, Kopfdruck etc.) auftreten. Dies ist dadurch bedingt, dass sich die physikalischen Geset-

[87] Vgl. Josuttis, Manfred: Religion als Handwerk – Zur Handlungslogik spiritueller Methoden (Gütersloher Verlagshaus, 2002).

ze und die Strahlungsgesetze nur durch ihren unterschiedlichen Schwingungs- und Dichtegrad unterscheiden. Die physikalischen Gesetze entsprechen der atomaren Ebene, während die Strahlungsgesetze der metaphysikalischen Ebene angehören.

Zusammenfassung:

- Spirituelle Heilung ist nur durch die schöpferische Verbindung der Leib-Seele mit dem Geiste zu verwirklichen.

- Als geistige Energetik verstehen wir jene Ordnungskraft, die es allein ermöglicht, dem Menschen in seiner Geist-Seele-Leib-Ganzheit zu erreichen. Das heißt nur aus dieser „lichten Ur-Kraft-Höhe" wird die notwendige Intensität (Strahlungsintensität) erreicht, um den leidenden Menschen wesenhaft zu verwandeln.

- Der spirituelle Heiler wirkt im Sinne des bedeutsamsten Heilgesetzes, welches in der heutigen Zeit kaum mehr wahrgenommen und erkannt wird, nämlich, dass die Materie, das Objekt, der Stoff, die Substanz von einer nicht materiellen Schöpferkraft geformt wird. Diese Schöpferkraft wirkt als Urkraft, Urbild und Urwort vitalisierend, form-gebend, ein-bildend und inspirativ in den individuellen Seelenkörper ein (siehe auch Teil II – Heilen mit Archetypen).

- Heilwerdung bedeutet: Ordnung, Kraft und Verwandlung durch Empfängnis und Resonanz, durch und mit den Urschichten des geistigen Seins, im eigenen Selbst.

6.4 Von der inneren Haltung des Heilers

„...Hierbei kommt es weniger darauf an, ob wir Menschen an die Mächte einer höheren Welt glauben als darauf, dass diese Mächte (ob wir es wissen oder nicht) uns führen und leiten, was allerdings dadurch erleichtert würde, dass wir uns ihnen dankbar vertrauend offen halten..." (K. Herberts)

Für den spirituellen Heiler ist (entgegen der heutigen Auffassung) nicht so sehr der Weg, der durchschritten wird, von Bedeutung, als das Ziel, welches schlussendlich erreicht wird. Der Weg kann insofern niemals Ziel sein, da der Weg sich ständig (prozesshaft) verändern kann (manchmal auch verändern muss). Ebenso kann der Weg sich auch als Irrweg oder Umweg erweisen, während das Ziel, nämlich die vollkommene Ausrichtung auf das „All-Eine" hin, für den Heiler immer gleich bleibt.

Die gelebte Spiritualität des Heilers, besteht nicht nur darin, Heiltechniken zur harmonisierenden, stärkenden und heilsamen Anwendung zur Verfügung zu stellen, sondern er strahlt auch durch seine „durchlichtete Lebenshaltung", die sein ganzes menschliches Dasein erfüllt, eine kreative und freudvolle Lebendigkeit aus.

Diese Haltung bezieht ihre Kraft aus einem transreligiösen (Jenseits des Glaubens) und transrationalen (Jenseits der Ratio) „Wesenskern der Stille", den wir mit Paul Brunton „die Realisation des Menschen als Geist" beschreiben wollen.

„...Wer durch seine Haltung, die vorzüglich eine innere ist, wirkt - und auf dieses Wirken kommt es an – wirkt mehr, als er durch Handlung bewirken könnte..." (J.Gebser)

Der Heiler hat durch seine Lebensform dafür zu sorgen, dass sein innerer Wesenskern gefestigt ist, um sich so nicht in den Weiten und Tiefen seines Bewusstseins zu verlieren, sondern sich in der geistig-seelischen Wirklichkeit immer mehr beheimatet zu fühlen, um auch den Mitmenschen genügend Hilfe geben zu können, damit diese ihr Leben entwirren und festigen können.

Durch diese innere Haltung, die wir auch als innere Führung bezeichnen können, ist gesichert, dass der Heiler nicht Macht oder narzisstische Selbsterhöhung anstrebt, sondern liebevolles Dienen am Mitmenschen.

Durch diese Form der Zuwendung zum Du kommt es zu einer Art „Selbstvergessenheit“[88], die keine Moral, sondern Glück, keine Selbstbezogenheit, sondern Anwesenheit, keine Arbeit, sondern Dienst ist.

6.5 Grundannahmen zum „Weg“ des spirituellen Heilens

„Glauben sie nicht, dass der, welcher sie zu trösten versucht, mühelos unter den einfachen und stillen Worten lebt, die ihnen manchmal wohl tun. Sein Leben hat viel Mühsal und Traurigkeit und bleibt weit hinter ihnen zurück. Wäre es aber anders, so hätte er jene Worte nie finden können.“ (R. M. Rilke)

- Die Grundhaltung beginnt damit, sich von sämtlichen vorgefassten Meinungen und Urteilen bezüglich Krankheit und Leid zu befreien.

[88] Vgl. Steffensky, Fulbert: Schwarzbrot Spiritualität (Radius, 2006).

- Es bedarf der Umkehr (Metanoia), d.h. durch Zurücknahme der Projektionen wird die Welt diaphan = „zur Welt ohne Gegenüber". Dies ist die wesentliche Vorraussetzung zur „Aktivierung" der Hellsinne.

- Heilen bedeutet: Bitten, Dienen, Geben, Fragen und Danken – also „Prozesskompetenz" anstatt „inhaltsbezogene Wissenskompetenz".

- Die Selbsttäuschung, Verfügungsgewalt über ein sicheres Wissen zu haben, ist vollkommen abzulegen.

- Der Heiler wirkt weder passiv noch aktiv, sondern medial. Wie ein Künstler dient er im feinstofflichen Medium des „Zwischen". Aus der Sphäre der „Herzmitte" überträgt und übermittelt er als „unwissend Wissender".

- Heilen ist Heilwerden vom innersten Wesen und Sein her. Aus der Stille des inneren Wesens, aus der schöpferischen Imagination und Intuition wird eine zarte Bewegung erfahren. Die heilende Handlung wird aus dem fühlenden Herzen vollzogen.

- Das Herz als Ort des Mitgefühls wird vom Heiler im Heilakt in Form von verschiedensten Kraftwirkungen erfahren: als besänftigende, beruhigende, klärende, anregende, magnetisierende oder auch beschützende Kraft.

„Ist die Herzmitte gesund, so bedeutet zum Beispiel ‚innerer Raum' den inneren Raum der Seele oder auch den inneren Raum der Kathedrale, beides ineinander übergehend. Man wird von dieser Herzmitte aus nicht daran denken können, der ‚innere Raum' sei die Vagina – so kann man nur denken, wenn das Wort nicht mehr von der Herzmitte bewahrt wird wie in der Psychoanalyse, dann rutscht der inne-

re Raum dorthin ab, wo irgend etwas Vages, Dunkles, Raumartiges ist." (Max Picard)

- Im Heilakt wird nicht gedacht, erinnert oder hinterfragt, sondern durch eine vollkommene Öffnung der Seele auf das Jetzt hin, aus einer inneren Bewegung heraus angenommen, umgewandelt und vollzogen.

„Draußen, jenseits der Vorstellungen von Fehlverhalten und Wohlverhalten, liegt ein Feld. Dort werde ich mit dir zusammentreffen. Wenn die Seele sich in jenes Grasland niederlegt, ist die Welt zu sehr erfüllt, um darüber zu reden. Vorstellungen, Sprache – selbst der Ausdruck – ergeben keinerlei Sinn mehr." (Rumi)

6.5 Grundannahmen zum „Ziel" des spirituellen Heilens

„Für uns darf es keine Abschnitte, kein Wachsen geben. In jedem Augenblick muss unser ganzes Dasein gesammelt sein. Nur darum sind wir überhaupt auf die Erde gesetzt, dass wir jeden Augenblick uns ganz haben mit allem, was gewesen ist und mit allem, was noch kommen kann." (M. Picard)

- Das Ziel, welches der Heiler für sich zu verwirklichen hat, besteht darin, unentwegt daran zu arbeiten, seine Sinne zu verfeinern, damit er der Aufgabe des Augenblicks (der immer ein heilender und geheiligter ist) gerecht zu werden vermag. Im Gegensatz zum „faustischen Menschen", der die Welt verändern möchte, versucht der Heiler im Augenblick in einer nicht diskursiven, kontemplativen Form (man könnte sie auch fokussierte Rezeptivität nennen), die Welt, so wie sie sich darstellt (auch in ihrer Abgründigkeit), vollkommen anzunehmen, sie zu umarmen, um sie auf diese Art und Weise zu verwandeln.

- Spirituelles Heilen zielt auf eine Veränderung der Grundmatrix des Heilsuchenden, nicht auf eine für eine bestimmte Zeitspanne verschwindende Symptomatik.

- Diese Veränderung ist nur dann möglich, wenn es gelingt, diese Grundmatrix des Heilsuchenden mit den Urschichten der schöpferischen Urbilder und der damit verbundenen Kraftfeldorganisation (Meridiane, Chakren, reflektorische Zonen, Gedankenströme, geistige Wirkinstanzen, etc.) in Resonanz zu bringen. Diese Resonanz kann durch die Erwartungshaltung des Heilsuchenden, wie durch den Glauben, das Charisma und die dadurch bedingte fluidale Heilkraft der Heilwirkenden gefördert werden.

- Wirkliche Heilung ist nur durch vollkommene Verbundenheit des persönlichen Seins mit allem Sein möglich. Diese Verbundenheit, die wir Liebe nennen, strömt in alle Gedankenwelten und Gefühlsdimensionen, und kann so immer mehr in die Urschichten, unsere Bilder und unseren Erfahrungskosmos einströmen, um so von innen her den „inneren Arzt" als Instanz machtvoller Regenerationskraft zu aktivieren.

- Diese große regenerative Wirkkraft zeichnet sich durch eine inkomplexe und einfache Form aus. Sie vollzieht sich selber überzeitlich, in die Zeit hinein, selbst transpsychisch in die Prozessualität der Psyche hinein[89]. Sie hat eine Präsenz in der Zeit, aber keinen zeitlichen Verlauf, eine vollkommene Gegenwärtigkeit. Diese überzeitliche Wirk-

[89] Vgl. Weier, Windfried: Das Phänomen Geist (Wissenschaftliche Buchgesellschaft, 1995).

kraft begründet aus unserer Sicht die von der schulmedizinischen Seite her unerklärbaren Phänomene wie Spontanremissionen oder Wunderheilungen.

„Wahrheit braucht nicht gesagt zu werden um sich kundzutun, man kann sie vielleicht sicherer herausbekommen, ohne die Worte abzuwarten, ja ohne sie überhaupt in Rechnung zu ziehen, und zwar an tausend äußeren Zeichen, ja an gewissen unsichtbaren Wirkungen, die in der Welt der Charaktere dem entsprechen, was in der physischen Natur die atmosphärischen Veränderungen sind." (Marcel Proust)

Der „Licht- Kreis" als Instrument der spirituellen Heilpraxis:

„Was ist Gott?
Die wir hierher kommen,
Schweigen wie still,
Nennen wir nicht seinen Namen.
Bleiben wir still,
Beten wir still.
Wer sagen will,
Wer er ist,
Muss sein,
Der er ist!
Amen."
(Weihespruch der Katharer)

Die spirituelle Gruppenarbeit hat sich in meiner Tätigkeit als Naturheilpraktiker, Kinesiologe und Heiler in den letzten 15 Jahren zu einem fixen Bestandteil meines begleitend-helfenden Tuns entwickelt. Die ursprüngliche Intention, mit Gruppen zu arbeiten, lag in dem Bedürfnis, zu zentralen Fragen des Lebens (die immer wieder an mich von meinen Klienten und Heilsuchenden herangetragen wurden) gemeinsam und prozesshaft gute Antworten zu finden. Gut, im Sinne einer „guten Wirkung" für den Einzelnen, ohne die Thematik zu sehr mit Generalisierungen und Verallgemeinerungen abzuflachen.

Immer mehr wurde den Gruppenteilnehmern und mir aber im Laufe der Jahre klar, dass diese Arbeit an der Persönlichkeit des Einzelnen in der Gruppe, welche über das „ Ich kreise um mich und in mir selbst" nicht hinauswies, zu wenig war und noch weiter und umfassender ausgelegt werden musste. Auch wenn wir versuchten, den Selbstbetrug zu vermeiden, indem wir auch unseren „Schatten", also auch das Unbequeme in unsere Gruppenarbeit nahmen, war bald klar, dass auch dies noch nicht die wirklich von uns gewünschte Form des gemeinsamen Seins war.

Der zu Beginn von mir (mehr mit einem ironischen Augenzwinkern als Antwort auf den so genannten „Teufelskreis") benannte „ Engelskreis" entfaltete sich mit der Zeit zu einem „Heilkreis", der das inwendige Wagnis eingehen musste, keine Antworten mehr finden zu wollen, sondern im Gegenteil, sich auf die Suche nach den wesentlichen Fragen des menschlichen Seins zu machen. Wer bin ich? Wohin gehe ich? Woher komme ich? Was habe ich in diesem Leben zu tun? Wie komme ich in das Sehen, Fühlen und Erleben des Unsichtbaren? Wie kann ich dem Geheimnis des Lebens gewahr werden, ohne es in das Offenbare zu zerren, und es so zu mindern? Wir wollen andeutungsweise einige uns „zugefallene" Antworten im Gruppenheilprozess hier anführen:

- Heilung wird Ordnung ist das Chaos bringen.

- Freier Wille ist nur auf Basis der Anerkennung kosmischer Gesetzmäßigkeiten möglich.

- Das Ziel und die Erfüllung der menschlichen Entfaltung liegt in dem Erreichen der reinen, d.h. unsentimentalen Liebe.

- Negativität, Unglücksfälle und Konflikte sind Ausdruck evolutiver Kräfte des Universums.

- Heilung kommt aus dem Bewusstsein. Bewusstsein heilt, wie Heilung auch bedeutet, das individuelle Bewusstsein zu erhöhen.

- Heilung ist nur durch Liebe möglich; Heilung bedeutet: spirituell zu erwecken, d.h. aus Liebe handeln, in Liebe begleiten und individuell, gesellschaftlich und planetarisch wirken.

Oder wie Rumi so schön sagte:

„Ein Herz, das keinen Liebeskummer kennt, ist kein Herz; ein Körper, der keinen Liebesschmerz kennt, ist nur Wasser und Schlamm. Es ist die Unruhe der Liebe, die der Erde ihre ewige Bewegung verleiht; es ist der Schwindel der Liebe, der die Sphären sich drehen lässt. Wenn du frei sein willst, sei ein Gefangener der Liebe. Wenn du Freude willst, öffne deine Brust den Leiden der Liebe. Der Wein der Liebe bringt Wärme und Trunkenheit; ohne ihn gibt es nur eiskalten Egoismus. Du magst vielen Idealen hinterher rennen, doch nur die Liebe wird dich von dir selbst befreien. Sie ist der einzige Pfad der zur Wahrheit führt. Nur die Liebe wird dich von dir selbst befreien."

Die Heilgruppe wurde also immer mehr zu einer *Wahrnehmungsgruppe für Wirklichkeitsfragen*, „die die Augen schloss, um mehr zu sehen; die Ohren versiegelte um die innere Stimme zu vernehmen, und die oft schwieg, um das Unaussprechliche zu bewahren."

„Je mehr du dich aus dir
Kannst austun und ergießen
Je mehr muss Gott in dich
Mit seiner Gottheit fließen."
(A. Silesius)

Wir erkannten immer mehr, wie Wirklichkeit geschieht:

- Subtil;
- Unbeschreiblich, unaussprechlich;
- Nichtlokal, vergänglich, flüchtig, paradoxal;
- Ohne unseren inneren Widerstand intensiver;
- Durch Einheit (nicht durch Trennung);
- Durch eine fokussiert-rezeptive Grundhaltung;
- Durch Achtsamkeit bezüglich der ersten Eindrücke, Signale und Zeichen;
- Durch bewusstes Zulassen der Gefühle, Stimmungen und Atmosphären;
- Durch Beendigung des inneren Dialogs.

Diese „Wirklichkeitsbezeugungen", die in der Gruppe immer weiter vertieft und „durchgekocht" wurden und werden, führ(t)en notwendigerweise zu spiritueller Selbständigkeit, Zufriedenheit, Kraft und Inspiration – durch die gemeinsame Suche, die vielen Erfahrungen aller Teilnehmer, die gegenseitige Unterstützung, die das Selbstvertrauen und auch die Sicherheit ge(a)ben, die Suche als Notwendigkeit der persönlichen Entfaltung zu erleben und auch fortzusetzen. Das Erleben der individuellen „Geistesgaben" wie „intuitive Schau", Sensitivität, heilerische Fähigkeiten und „das innere Wort" werden immer mehr in die erlebte und erfahrene Wahrnehmung geholt. Der Gemeinschaftsort wird zum „Hortus Conclusus", in dem wir uns voller Vertrauen der Liebeskraft öffnen können.

„Die Suche ist etwas, das jeder unternähme, wäre er nicht in die Alltäglichkeit seines Lebens versunken... Sich der Möglichkeit der Suche bewusst zu werden, heißt: etwas auf der Spur zu sein. Nichts auf der Spur zu sein, heißt: Verzweiflung." (Walker Percy)

Da die Wirklichkeit aber niemals ausschließlich linear und kausal, sondern meist paradoxal wirkt, ist die Suche durch unsere unerlösten Selbst-Strategien auch mit Fallen versehen, die nicht gelöst werden können, aber erlöst werden müssen.

Erlösung durch paradoxale Selbst-Strategien:
Die Falle des Suchens = Im Suchen – kein Suchender;
Die Falle des Findens = Im Finden – kein Findender;
Die Falle des Lassens = Im Lassen – kein Lassender.

Suchender bin ich nur dann, wenn ich nicht begehre (objektlos).

Findender bin ich nur, wenn ich nichts erreiche (ziellos).

Lassender bin ich nur, wenn ich vorher gesucht und gefunden habe (Erfüllung).

Auf Basis dieser neuen Sicht-, Denk- und Lebensausrichtung kann der Selbst-Ausdruck, die innere Haltung, die spirituelle Erfahrung von Wirklichkeit dem (inwendigen) Licht zugewendet werden. Jetzt sind wir so weit, dass wir das Leben lieben können und es nicht mehr mit unseren Zielen, Ängsten und Süchten vergewaltigen müssen.

Die involutiven Kräfte der Herzmitte ziehen die Aufmerksamkeit nun endgültig von der Peripherie ab, in das Zentrum unseres Seins, wo nun – in Resonanz mit den geistigen Gesetzen – ein Bewusstseinsfeld des Heils entstehen kann.

Zentripetale Involution – Das innere Licht zieht die Aufmerksamkeit auf sich.

„Komm, komm, komm, wer immer du bist –
Wanderer, Anbeter, Freund des Wissens:
Es macht nichts aus, hast du auch dein Gelübde
Tausendmal und mehr gebrochen.
Dies ist keine Karawane der Verzweiflung.
Komm, und wiederum: Komm!"
(Rumi)

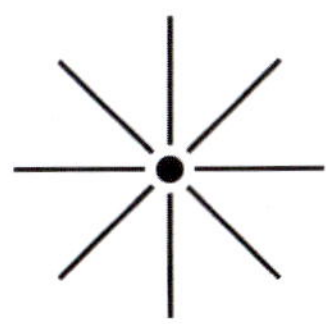

6.6 Die Lichtkörperarbeit

„Hat einer mehr geirrt, so hat er mehr gewagt; hat er sich vom Ziel verlaufen, so hat er einen Weg verfolgt, den die Vorgänger ihm nicht verschlossen hatten." (F.J.W. Schelling)

Die Durchlichtung des Bewusstseins (Bewusstsein verstanden als feinstofflich-geistige Wesenhaftigkeit des Seins – des „ICH BIN") wird in der und durch die Übung im Lichtkreis gefördert – indem versucht wird, die Erscheinungen dieser Welt aus dem Ganzen zu sehen, und sie nicht nach einem fremden Maßstab zu messen, sondern aus dem Lichte ihres eigenen Wollens und Wesens zu erfahren.

Während die Naturwissenschaft das Bewusstsein von Innen nach Außen (von subatomar über atomar zu molekular) ausrichtet, die Tiefenpsychologie das Bewusstsein von Außen nach Innen (von den Weltbezügen in die inneren Seelenräume) verlagert, bezieht sich die spirituelle Bewusstseinsausrichtung auf die „von Innen nach Innen Schau" (vom „Licht-Ich" im Ich zum „Licht-Ich" im Du).

„...Wenn man – in seinem Ich nicht mehr – sein Ich ‚besetzt', kommen die Formen und Dinge von selbst zum Vorschein." (F. Jullien)

In der Lichtkörperarbeit handelt es sich um die tägliche Übung, dem Licht des Empfindens (Erde), Denkens (Luft), Wollens (Feuer) und Fühlens (Wasser) zu begegnen.

Der Übende kann darauf hinwirken, das wesenhafte Licht so wahrzunehmen, wie er die physischen Gegenstände (sinnlich) wahrnimmt. Indem er die Bewegung des Lichts aus seinem Inneren hervorgehen lässt, findet er es zugleich in sich, und vereinigt sich durch dieses Licht mit dem Geist dieser Welt, welcher ein Gleichnis des Lichtes ist.

Wellen, Partikel und Schwingungen sind nicht das (geistige) Licht, sondern diese sind Prozesse, die auftreten, wenn die übersinnliche Strahlung des Lichts sich im Sinnlichen manifestiert.

So wird der Einzelne immer mehr aus der Mitte heraus geführt, das innere Gleichgewicht wahrend, und dadurch die Fähigkeit erwerbend, all sein Denken und Wollen empfindend und fühlend zu verwirklichen.

6.7 Lichtelemente des Bewusstseins

„Des Menschen wahre Tiefe ist seine Höhe." (F. Kafka)

Das substantielle Element – die Erde 🜃

Qualität: Festigkeit

Abstieg, Regression, Verdichtung, Dunkelheit, das Reich der Mütter, Nahrung und Aufbau der Struktur und Formgebung, archaisch-magisch, raumlos, innere Wärme, empfindend.

Zu erlösende Inhalte:

Ansprüche, Forderungen, Launen, Groll, Härte, Leistung, falsche (weltliche) Identität, Unbestimmtheit, Unsicherheit, Ambivalenz, Zwang, Vorwürfe.

Das fühlende Element – das Wasser 🜄

Qualität: Anpassungsfähigkeit

Ausdehnung in die Raumwelt, Atmosphären, Dämmerung, magisch – mythisch.

Gefühlsschicht: Weite – Stimmungen (unbestimmtes Gefühl).

Gefühlsschicht: Richtung – Erregung (intentionales Gefühl).

Gefühlsschicht: Polarität – Fülle versus Leere (zentriertes Gefühl).

Zu erlösende Inhalte:

Sentimentalität, Rührseligkeit, Romantizismus, Verzweiflung, nicht gut genug, Abwertungen, Unzufriedenheit, Trägheit, nicht greifbar (amorph).

Das erwachende Element – die Luft

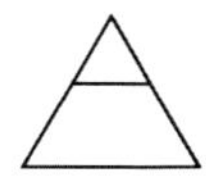

Qualität: Weite

Aufleuchten des Raumes, Qualität als Zeit, das Wort, Rhythmus, Zyklus, mythisch – mental, Abstraktion, Vorstellungskraft, „Einfall", Inspiration.

Zu erlösende Inhalte:

Richtungslosigkeit, Hektik, Unruhe, Ziellosigkeit, Sinnlosigkeit, nicht wahrnehmen der inneren Stimme, fragmentarisch, Ruhelosigkeit.

Das essentielle Element – das Feuer

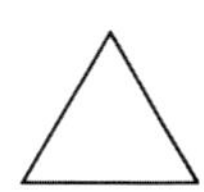

Qualität: Intensität

Durchlichtung der Welt, Läuterung, Glaubens- und Konzentrationskraft, mental-integral, Konkretion, Integration, der innere Mensch (Religio), schöpferisch-kreativ, Erkenntnis, Verzicht.

Zu erlösende Inhalte:

Ideologie, Fanatismus, Dogma, Mission, Sendungsbewusstsein, inflationäres Ich, Askese, mangelnde Demut.

6.8 Die kömgliche Kunst der Erlösung

Erlösung durch Vereinigung

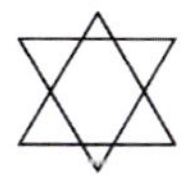

Die königliche Kunst der Erlösung

„Alle Verwicklungen der Welt haben nur eine einzige Ursache, nämlich die, dass die Menschen nicht zwischen dem Nötigen und Unnötigen unterscheiden können, dass sie das, was ihnen Not ist, übersehen und sich fortwährend mit dem Unnötigen beschäftigen, sich darin verwickeln und verstricken." (Comenius)

Durch die Erlösung und Reinigung von den Verwicklungen, Bindungen und unerwünschten Gewohnheiten, Ängsten und Eigenschaften durch die Welt und in dieser Welt, kommt es zu einer Neuordnung der feinstofflichen Struktur unseres Energiekörpers. Um dies zu realisieren, muss unser Bewusstsein in all unserem Tun und Trachten vollkommen auf die geistige Struktur abgestimmt und ausgerichtet werden, was nur durch Selbstverwandlung als unbedingte Vorraussetzung höherer Erkenntnis ermöglicht werden kann.

Das geistige Ich im Zentrum, als Vorraussetzung
einer höheren Ordnung = Zustand
überrationaler, wesenszentrierter Klarheit

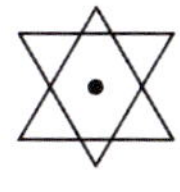

Können wir nun aus unserer Mitte heraus unser Gleichgewicht in dieser Welt bewahren, so sind wir in der Lage, uns auf andere Ebenen auszudehnen, ohne den Versuchungen (im Zen „makyo" genannt) des Psychismus, Spiritismus und auch Mediumismus zu erliegen.

„Du wirkliches Ich, sieh! Du meisterst sanft alle Sonnen, du meisterst die Zeit und lächelst ruhig dem Tode und füllst mit schwellender Fülle die Weiten des Raums." (Walt Whitman)

Hier nun angelangt, vom Sucher nach den Antworten dieser Welt über den Fragensteller und Wirklichkeitserleber hin zum Liebenden des Lichtes, betrittst du nun das große „schweigende Mysterium."

Hier, ganz nah an deinem Wesenskern, musst du dich nun allein vervollkommnen, dein Selbst in dieser lichten Herzhöhe selbst auskristallisieren – im Vertrauen an deine innere Führung und Einzigartigkeit.

„Es gibt kein Vorbild für den, der sucht, was er nie gesehen hat." (P. Eluard)

Erweckung des Geistorgans –
Überwindung – Durchdringung und
Vervollkommnung des irdischen Bewusstseins

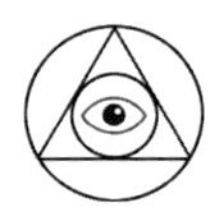

Hinweise für die Haltung im Lichtkreis

- Entwickle eine Haltung der Offenheit, Empfänglichkeit und des Vertrauens.

- Die Schulung von: Intuition, Sensitivität, Medialität, Heilenergieaktivierung spiritueller Praxis, erfordert Humor, Disziplin, Ausdauer und Ernsthaftigkeit.

- Bitte lerne zu unterscheiden: Sensitivität beruht auf den Hellsinnen; Medialität wird inspirativ empfangen, wenn du dazu bereitet bist; Heilenergie wird durch deine innere Haltung (Kanal) aktiviert. Geist (Spirit) hingegen ist rein immaterieller „Natur" und darf nicht mit Medialität und dergleichen (die feinstofflicher Natur sind, also noch immer eine materielle Grundlage besitzen) verwechselt werden.

- Denke daran, dass deine geistige Entfaltung nur unter völlig freien Bedingungen ablaufen kann. Jeder Zwang und Druck, sei er von Innen oder von Außen, behindert dich, dein Potential zu „bergen".

- Der beste Helfer kommt aus deinem inneren Wesen. Höre auf deine innere Stimme, sie ist dein bester Lehrer.

- Entwickle innere Hingabe und Dankbarkeit deinem Leben gegenüber. Sei geduldig bezüglich deiner Lernschritte und deiner Selbsterkenntnis und übe dich in Selbstdisziplin.

- Lerne deine Fehler und Schwächen lieben, ohne sie zu fördern, und umarme deinen „Schatten".

„Nur wenn der menschliche Geist aus sich selbst heraus die volle Kraft einer beherrschten Imagination erbringt und ihre empirische Beobachtung mit archetypischer Einsicht sättigt, kann die tiefere Wirklichkeit der Welt zum Vorschein kommen."

(R. Tarnas)

II. Spirituelles Heilen mit Archetypen

1. Einführung

Der vor einigen Jahren verstorbene Energiefeldforscher, Heiler und Begründer des spanischen Verbandes für spirituelles Heilen (AESE) Colin Bloy, konnte eindrücklich nachweisen, dass Heilung weit mehr als Therapie des physischen Körpers ist. Vielmehr handelt es sich bei wirklicher Heilung um eine Modifizierung und Transformierung des Bewusstseins, welches dann korrigierend auf Seele und Körper einwirkt.

Mit Hilfe der Archetypen ist es z. B. möglich, den Ursprung einer Erkrankung, die Qualität des genetischen Codes, den Ablauf eines traumatischen Geschehens u.v.m. abzufragen und auszugleichen.

Für Colin Bloy (der sich bezüglich der Archetypen von C. G. Jung inspirativ „führen" ließ), waren Archetypen ein Teil des Schöpfungsprozesses. „... Sie sind das, welches der materiellen Form von etwas vorausgeht, oder wie Platon es nannte: „Die Idee von etwas", das seine Materialisation einleitet..."

Rudolf Steiner bezeichnete sie als „ätherisch-formative Kräfte." Ken Wilber nennt sie „Ausgangspunkt der Differenzierung kollektiver Entwicklungsstadien", und Erwin Laszlo spricht von „kollektiven-archaischen Holons."

Colin Bloy fand es sehr bedeutsam und notwendig, zwischen Symbol und Archetyp zu unterscheiden: „... denn obwohl sie ähnlich sind, sind sie es von ihrer Essenz her nicht. Das Symbol ist repräsentativ, der Archetyp aber funktionell, weil er einen energetischen Wert hat...",

Neben Jungs Arbeit über das Wesen des kollektiven Bewusstseins, fand er auch in Goethe und dessen Begriff der „Urpflanze" einen weiteren Seelenverwandten, der ihn im Jahre 1987 an der Exeter University fragen ließ:

„Wenn die Archetypen nun einen energetisch-funktionellen Wert besitzen, so muss es doch Archetypen für z. B. Viren, Organe, den idealen menschlichen Körper...etc. geben?"

Diese und ähnliche Fragestellungen sollten ihn, seine Freunde und Schüler, die nächsten Jahre beschäftigen, und durch unzählige Heilungen auch ihren Niederschlag finden. Letztendlich wurden Archetypen auf allen Ebenen „einsehbar". Von der rein körperlichen, bis zur Bewusstseins- und Karmadimension.

Natürlich drängt sich jetzt für alle Leser die Frage auf, wie denn diese „neuen" Archetypen wahrgenommen werden? Aus eigener jahrelanger Erfahrung kann ich bestätigen, was Colin Bloy zu uns sagte:

„... bleibt vollkommen rational, bewusst und präsent."

Es ist kein besonders ritualisierter oder (pseudo)esoterischer Rahmen nötig. Und gerade dies hat mich am Meisten überzeugt, wie einfach und fast spielerisch die Arbeit mit den Archetypen verläuft, und trotzdem die Heilungen tiefer wirken, als alle anderen Heilweisen die ich bis dato kennenlernen konnte.

Was von Nöten ist, um die Archetypen imaginieren zu können, ist eine bestimmte Bewusstseinshaltung, deren Besonderheit in vollkommen nüchterner, aber absoluter Zuwendung dem Hilfesuchenden gegenüber besteht. Vielleicht dürfen wir dies als liebende Zuwendung bezeichnen.

Beim Akt der Heilung verlieren wir unsere Ego-Persönlichkeit, und trennen uns von unseren Urteilen, Vorannahmen und Emotionen. Diese Loslösung von den Persönlichkeitsanteilen kann man sich so vorstellen, als trete man aus dem Körper heraus, und von dort schaut man auf alles, einschließlich sich selbst und den Hilfesuchenden.

An dieser Stelle vielleicht einige Gedanken zu den Themen: LIEBE und BEWUSSTSEIN. Wenn wir den, für die Heiler maßgebenden, Bewusstseinsforschern wie, Steiner, Jung, Gebser, Wilber, Laszlo u.a. zustimmen, dann können wir auf jeden Fall davon ausgehen, dass Bewusstsein keine mentale Tätigkeit und kein elektro-chemischer Mechanismus ist, der Botschaften (z. B. in Form von Gedanken) durch den Körper sendet. Natürlich schließen Teile des Bewusstseins den Körper (und damit auch das Gehirn) mit ein. Doch scheint es so zu sein wie Wittgenstein meinte, dass nämlich Wörter (Gedanken – Anmerkung des Autors) unpassend seien die Realität (des Bewusstseins – a. d. A.) zu beschreiben. Ferner sagte er: „... Dies heißt natürlich nicht, dass das, was unbeschreiblich ist, nicht existiert...!"

Was hindert uns also daran, uns das Bewusstsein als universell und überpersönlich und nicht einzigartig und individuell vorzustellen.

Heilung würde in diesem Sinne Begleitung des Individuums im Erwachen zu reinem Bewusstsein bedeuten.

Wenn wir also das Bewusstsein nicht mehr als Ego-Prozess definieren, könnten wir über den Weg des Selbst-Gewahr-Seins und die freiwillige Selbst-Aufgabe = Hingabe zu reiner Liebe werden.

Deshalb müssen Heiler erwachen, die Menschen und Dinge lieben, wenn sie heilen wollen.

„Heilen ist eine schöpferische Visualisation im göttlichen Bewusstsein." (C. Bloy)

Um das göttliche Bewusstsein, welches in uns allen ist, zu erlangen, ist es unabdingbar, die reine Liebe zu praktizieren. Um reine Liebe zu praktizieren, „... müssen wir nicht in Sack und Asche gehen." (C. Bloy), sondern FÜR Andere leben und nicht nur für uns selbst. Dies ist die Konsequenz des Erwachens. Um das volle Bewusstsein zu leben, müssen wir uns mit der reinen Liebe identifizieren.

Mir persönlich gefällt die prozesshafte Vorstellung von Liebe, im Sinne einer permanent sich erweiternden Erfahrung, die z. B. in jeder Heilsitzung aufs Neue herausgefordert und bestärkt wird.

„Der Wille, sein Bestes zu geben, um das spirituelle Wachstum zu fördern." (S. Peck)

Daraus folgt, dass Liebe wenig bis nichts mit Verliebtheit, Sentimentalität, Objektabhängigkeit und Romantizismen zu tun hat. Sie ist vielmehr ein „Akt der Selbstevolution", auch wenn das Ziel des Aktes (oder gerade deswegen) das Wachstum eines Anderen ist. Nun einige Beispiele von Archetypen, den sogenannten „spirituellen Essenzen":

Weibliche Essenz:

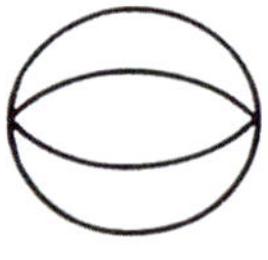

Dieser Archetyp besteht aus zwei Mondsicheln, die sich an den Endpunkten berühren. Wenn diese Essenz deformiert ist, kann diese Person mit ihren weiblichen Anteilen Probleme haben, z. B. schwierige Beziehung zur Mutter.

Männliche Essenz:

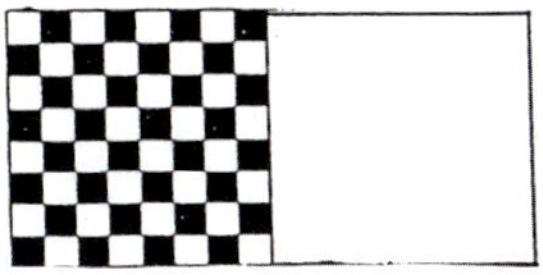

Diese wird durch ein Schachbrett dargestellt. Deformation oder Vergrößerung zeigt Probleme mit den männlichen Anteilen (unabhängig davon, ob es sich um einen Mann oder eine Frau handelt).

Essenz des Himmels und der Erde:

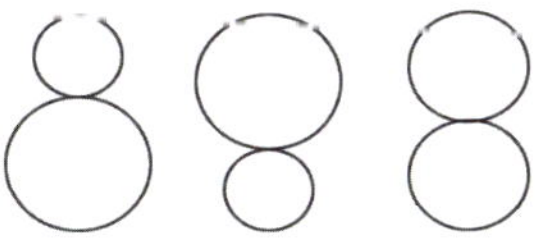

Wenn dieser Archetyp in Ordnung ist, stellt er sich durch zwei gleich große Sphären dar. Beide sollten sich berühren (die obere Sphäre bezeichnet den Himmel, die untere die Erde).

Ist die Himmelssphäre größer, zeigt dies in der Regel eine schlechte Verbindung zur Realität. Meist findet man so eine Struktur bei depressiven Personen. Eine übergroßer Erdsphäre, zeigt uns eine Person, die sehr an Materiellen anhaftet und seine spirituelle Ausrichtung vernachlässigt.

Essenz des Würfels:

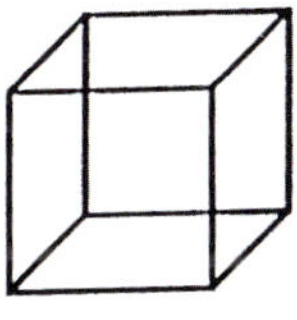

Eine Deformation des Würfels zeigt uns, dass die Person an Energiemangel und starker Unsicherheit leidet. Oft ist hier ein traumatischer Hintergrund zu berücksichtigen.

Da die Vielzahl der Archetypen natürlich den Rahmen dieses Artikels sprengen würden, muss auf die Ausbildungs-Seminare verwiesen werden.

Abschließend möchte ich einige mir sehr vernünftig erscheinende und auch interessante Grundannahmen und Definitionen vorstellen, wie sie durch die A.E.S.E = ASOCIACON ESPANOLA DE SANADORES ESPIRITUALES erarbeitet wurden:

- Wenn wir von spiritueller Heilung sprechen, beziehen wir uns auf die Welt der subtilen Energien, die für das physische Auge unsichtbar sind.

- Das Heilen ist eine Gabe, die jedes menschliche Wesen besitzt und die entwickelt werden kann. Bei einigen Personen ist diese Gabe schon seit ihrer Kindheit sehr ausgeprägt.

- Der Schlüssel des Heilens liegt im Wandel des Bewusstseins, weil es das Mittel ist, wodurch die Idee und die Vorstellung Realität annehmen.

- Der Heiler heilt nicht selbst, sondern kanalisiert eine Kraft, die außerhalb von ihm existiert und aktiviert die Selbstheilungskräfte im Heilsuchenden.

- Die spirituelle Heilung besitzt ihre eigenen Gesetze, die mit Ordnung und Disziplin angewandt werden müssen.

- Die spirituelle Heilung ist eine grundlegend praktische Aktivität, die nicht auf theoretische Studien begrenzt ist.

- Die spirituelle Heilung hat viele Aspekte: individuelle Heilung, kollektive Heilung, planetarische Heilung.

- Der Heiler arbeitet im ätherischen Bereich, dort kann er die mögliche Veränderung auf den verschiedenen Ebenen finden und beeinflussen.

- Die spirituelle Heilung mit Archetypen konfiguriert sich wie eine spirituelle Wissenschaft, deren Verständnis alle Menschen auf rationale Weise erlangen können.

- Der Heiler arbeitet mit der Schulmedizin zusammen und verdrängt oder ersetzt sie nicht.

- Heiler sein bedeutet in Wirklichkeit einen Zustand von Nicht-Sein. Weniger Sein = bessere Heilung. Der Heiler muss seine LEERE akzeptieren.

„...Auch die traumatischen Erfahrungen in der Zeit des embryonalen Lebens und des Geburtsvorgangs spielen eine wichtige Rolle. Dieses archetypische Entwicklungsdrama spielt sich, je nach Person, in unterschiedlicher Intensität und mit einem unterschiedlichen Maß an Schwierigkeiten und Schmerzen ab. Jeder Mensch muss ein „heroisches", willensmotiviertes Ich entwickeln, in dem er sich von Eltern und Familie, vor allem von der Mutter trennt..."

(E. C. Whitmont)

2. Traumaheilung

Als Heiler tauchen wir in der Heilsitzung in die energetische Matrix (= Geschichte, Erfahrung etc.)[90] des Heilsuchenden[91] ein, indem wir mit den Gedanken, Erinnerungen, Imaginationen, Emotionen usw. wie in einem Bühnenbild oder einer szenischen Collage (auf einer ontologischen Ebene) Kontakt aufnehmen. Diese, sich in der Matrix befindlichen vor-bewussten, be-wussten und un-bewussten Inhalte werden nun eingehend studiert. Hilfreich dabei ist, vor und auch während der Heilsitzung, den Heilsuchenden auf seine innere Wahrnehmung, seine innere Wirklichkeit zu fokussieren und darauf hinzuweisen, dass der Heiler kein „Macher" ist, sondern dass der Heilvorgang ein koevolutiver Prozess ist, bei dem der Heiler eine anleitende, begleitende und unterstützende Rolle innehat.

Nun wird beim archetypischen Heilen im Prinzip in drei Schritten verfahren:

1. Schritt:	Einfühlung – Gewahrwerden
2. Schritt:	Energiekörperanalyse – Sondierung der Archetypen (Anamnese)
3. Schritt:	Korrektur der Archetypen durch Projektion der vollkommenen Form

[90] Vgl. Grove/Panzer: Das Trauma heilen (VAK Verlag).

[91] Da uns für den Heilungskontext die Begriffe: Patient, Klient, Kunde unzureichend erschienen, habe wir uns für den Begriff „Heilsuchender" entschieden.

zu Schritt 1:
Der erste Schritt entspricht dem Alpha-Zustand, also einem Bewusstseinsmodus, in dem wir unsere linke Gehirnhälfte entspannen und unserem rechten Gehirn bewusst mehr Raum geben. Dadurch kommt es zur Aktivierung unserer intuitiven, inspirativen und kreativen Potentiale.

zu Schritt 2:
Hier ist besonders darauf zu achten, dass jegliche Veränderung, Korrektur bzw. Intervention, bevor wir uns ein Gesamtbild gemacht haben, zu unterbleiben hat. Es werden hier sämtliche archetypischen Strukturen nach Abweichungen von der optimalen Konfiguration untersucht.

zu Schritt 3:
Eigentlicher Heilvorgang: unvollständige, veränderte und inkonsistente Archetypen werden nun durch Projektion der vollkommenen Archetypen modifiziert. In dieser dritten Phase, in der der Heiler sehr direktiv (projektiv-korrigierend) das Heilfeld gestaltet, ist darauf zu achten, dass der freie Wille des Heilsuchenden gewahrt bleibt. Es wird im archetypischen Heilen jede Form von Unfreiheit bzw. Unbewusstheit z. B. durch hypnotische Suggestionstechniken abgelehnt. Der Heilprozess erfüllt lediglich die Aufgabe, die Archetypen, welche aus ihrem harmonischen Zusammenhang abgewichen sind, wieder der Ganzheit (Vollkommenheit) einzufügen.

Peter A. Levine[92] stellte überzeugend dar, dass ein Trauma keine Erkrankung, sondern vor allem eine Störung des Energiehaushalts darstellt. Traumasymptome entstehen also nicht durch das traumatische Erlebnis an sich, sondern durch erstarrte Energie, die nach dem Abklin-

[92] Vgl. Levine, Peter A.: Trauma Heilung (Synthesis Verlag).

gen des Erlebnisses nicht aufgelöst worden ist. Dies wird häufig sichtbar durch die Diskrepanz zwischen dem auf Hochtouren laufenden Nervensystem und der äußeren Regungslosigkeit. Normalerweise kann sich ein Mensch, der in dieser energetisch „festgefrorenen" Situation ist, davon nicht selbst befreien, da ihm dafür die nötigen Werkzeuge und Ressourcen fehlen.

Ganz charakteristische Traumamerkmale sind:

- Angst und Panikzustände
- Depressionen, Schlafstörungen
- Unnachvollziehbare Wutanfälle, destruktive Verhaltensweisen
- Flashbacks
- Erhöhte (oft paranoide) Wachsamkeit
- Krampfzustände
- Zwanghaftes, perverses Verhalten
- Kreisförmiges „immer-wieder-Erleben" = Muster

Neben einschlägig bekannten psychotherapeutischen Verfahren (vor allem Körpertherapien), haben wir mit dem archetypischen Heilen ein weiteres Werkzeug, die Energieverfügbarkeit und somit die Ganzheit der energetischen Ressourcen, die durch das Traumaerleben entstellt wurden, wieder herzustellen. Natürlich ist es von großem Vorteil, wenn der Heiler auch eine psychotherapeutische Ausbildung hat oder zumindest über Selbsttherapieerfahrung verfügt, da die begleitenden „Nebenwirkungen" durch die Energiefreisetzung, also Mobilisierung der aufgestauten Energie = Entladungsreaktion, für unvorbereitete Helfer sehr bedrohlich erscheinen kann, wie z. B. akute Schmerzzustände, Weinen bis Weinkrämpfe, lautes Schreien und Gestikulieren, Erzittern des gesamten Körpers u.v.m. Der Heiler hat darauf zu achten, der Versuchung seinerseits oder aber auch des Heilsuchenden zu widerstehen, in den Inhalten der Erinnerung an das Trauma zu „wühlen". Die genauen Details des traumatischen Hergangs sind in der Regel ohne Bedeutung. Im Gegenteil, dieses genaue Wiedererinnern kann zu einer erneuten Re-traumatisierung führen. Wirklich bedeutsam ist die emotionale Katharsis durch das reine Entladungsgeschehen über die energetischen und physiologischen Prozesse. Daraus ergibt sich zwingend, dass die optimale Atmosphäre für den Heilungsvorgang in einer ruhigen, geborgenen und Sicherheit ausstrahlenden Umgebung besteht. In dieser Heilumgebung lösen wir die Fixierung an die Vergangenheit und arbeiten gemeinsam am kreativen Potential der Gegenwart. Gegenwart verstanden als Augenblick, in dem sich jede Form wirklicher Heilung vollzieht – ein vom Heiler induziertes Kraftfeld, welches sich über die gesamte Situation segensreich entfaltet.

„Mit dem Herzen hören, mit dem dritten Auge sehen und authentisch antworten können, das sind Fähigkeiten, die wir in der Traumatherapie brauchen und die letztlich nur möglich sind, wenn wir selbst uns spirituell verankert wissen."[93]

Das traumatische Ereignis wird durch den Archetypus der „Karmaleiter" oder auch „Jakobsleiter" repräsentiert. Als seriöse Heiler haben wir uns gegenüber der Karmadimension natürlich jeglicher Trivialität im Sinne einer Prognose oder noch schlimmer einer fatalistischen

[93] Vgl. Wirtz, Ursula (Transpersonale Psychologie und Psychotherapie, 1/2003).

Grundhaltung oder sogar Aussage zu enthalten. Unsere Aufgabe besteht darin, zu stärken und Hoffnung zu geben und nicht Urteile oder Meinungen zu verkünden.[94] Der Begriff „Karma" soll als Gesetzmäßigkeit einer universellen Struktur und als Kontinuität im Prozess des menschlichen Werdens aufgefasst werden. Wir haben im Laufe der Evolution Selbstbewusstsein erlangt und dadurch vollkommene Verantwortung über unsere Gedanken, Emotionen und Handlungen erworben.[95]

Im Folgenden werden einige in der Praxis häufig auftretende Abweichungen von der optimalen archetypischen Konfiguration vorgestellt:

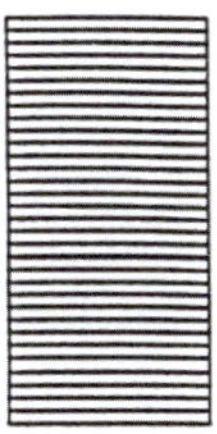

Optimale Konfiguration „Leiter mit 32 Stufen". In der Kabbala findet sich die Aussage: „... der Lebensbaum hat 32 Pfade."

Normal

Archetypus „Der Kamm"

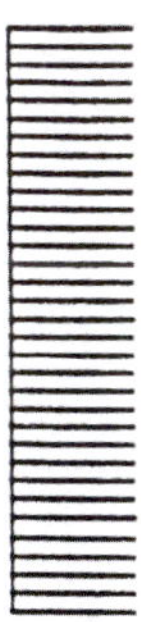

Wird häufig bei Menschen gesehen die unter Umständen schon psychiatrische Behandlungen über sich ergehen lassen mussten. Durch den Kamm zeigt sich meist ein Geburtstrauma, welches sich häufig im Grundgefühl der „Dekarnation" äußert. Oft gehörter Satz: „... habe das Gefühl nicht in meinem Körper zu sein...!" Wird der Kamm zur Leiter korrigiert, kann man innerhalb weniger Minuten eine große Veränderung beim Hilfesuchenden erkennen. In der nächsten

Kamm

[94] Vgl. Knauss/Sonnenschmidt: Ehrenkodex für Heiler und Medien.

[95] Vgl. Erhellendes bei Paul Brunton: Karma (Bauer Verlag).

Heilsitzung wird meist über mehr Sinn für die Realität, mehr Gleichgewicht und mehr innerer Zufriedenheit – ja Glück berichtet.

Archetypus „Kosmischer Unfall"

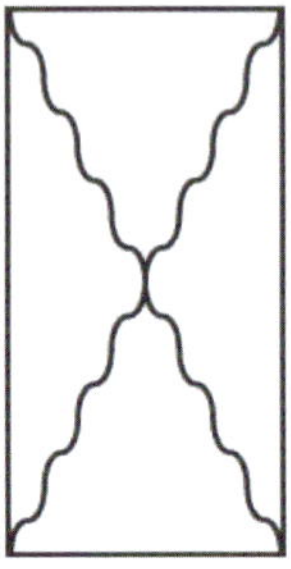

Kosmischer Unfall

Als Grundgefühl wird hier häufig „... ich sollte nicht hier sein..." geäußert. Dazu Colin Bloy: „Wir sollten daran denken, dass das erschaffende Universum (absichtlich) unpräzise ist, und es daher auch Unfälle geben kann. Wir werden alle mit dem gleichen Karma geboren. Allerdings haben nicht alle das gleiche Glück, sonst gebe es keine Verantwortung und daher keinen Karmabegriff. Die gängige Ausrede: Es ist nicht meine Schuld, es ist mein Karma – ist daher unmöglich. Wir sind für alles verantwortlich was wir tun, und so besteht auch eine Beziehung zwischen Gesundheit und Karma."

Archetypus „junge Seele"

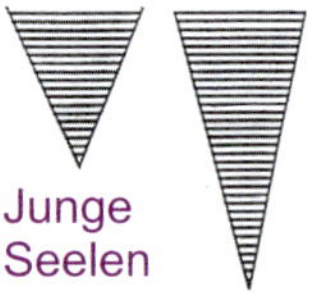

Junge Seelen

Hier handelt es sich um Blockaden, die einer „Nachmutterung" bedürfen. Der Heiler fungiert hier in liebevoller, stützender, ratgebender und nährender Funktion.

Archetypus „Postnatales Trauma"

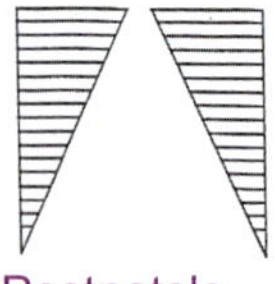

Postnatale Traumen

Meist durch schwere Stresssituationen wie:
Tod eines geliebten Menschen, Unfall,
Arbeitsplatzverlust, Scheidung usw.!

Oft finde ich in meiner Praxistätigkeit eindeutige „Traumazeichen", die sich aber nicht unmittelbar archetypisch ausdrücken. Hier muss man

„zurückblättern“, welches unseres Erachtens häufig als „in Vorleben zurückgehen missinterpretiert“ wird. Unsere Erfahrung hat uns gezeigt, dass es sich in der Mehrzahl der Fälle um keine „Vorlebensthematik“, sondern um eine „Vorgenerationssymptomatik“ im Sinne Hellingers handelt. Dies ist insofern bedeutend, als hier eine hochsignifikante Nachprüfbarkeit gegeben ist. Wie dem auch sei, letztlich sollte es uns Helfenden aber egal sein, in welcher „Parallelrealität“ der Hilfesuchende sich seelisch gesprochen befindet: Ob es ein Vorleben, eine innere Teilpersönlichkeit oder eine Familien- oder Sippenhaftung ist, die sich in der „Traumaspur“ manifestiert. Wenn die Heilsitzung dem Hilfesuchenden mehr an innerer Sicherheit, Lebendigkeit und Vertrauen in sein Lebensschicksal vermittelt hat, sollte, egal aus welcher Grundannahme heraus der Heiler seine Präsenzwirkung ausübte, die Intervention als geglückt angesehen werden.

Abschließend ein Praxisbeispiel: Eine Frau Mitte 30 kam in die Praxis und klagte über starke Schmerzen in der Hüfte und Beinen und darüber, dass es ihr auch sonst überhaupt nicht gut gehe – weder in der Beziehung zu ihrem Lebenspartner noch in ihrem beruflichen Werdegang. Sie hätte überhaupt das Gefühl, über keine Lebenskraft zu verfügen, und obwohl sie versuchte, alles „richtig“ und „gut“ zu machen, werde ihr die entsprechende Anerkennung durch ihren Partner und ihre Freunde versagt. Alarmiert durch diese Aussagen „tauchte“ ich in ihren Energiekörper ein und befand mich in einer dunklen Energiewolke voller Traurigkeit, Trostlosigkeit und Lebensverneinung. Beim näheren Befragen stellte sich heraus, dass sie vor vielen Jahren einen schweren Unfall mit dem Auto hatte, wobei sie als Beifahrerin ihre Nichte im Schoß hatte und nicht angegurtet war. Die Fahrerin des Autos war die Mutter des Kindes. Beide, Mutter und Kind, kamen bei dem Unfall ums Leben. Sie selbst überlebte schwer verletzt und von massiven Schuldgefühlen und Selbstvorwürfen geplagt. Sie sagte den schwerwiegenden

Satz: „Wäre doch nur ich gestorben anstatt des Kindes." Die Traumaleiter war im extremen Ausmaß unvollständig und inkonsistent. Nach Projektion der Idealform konnte ich deutlich sehen und auch spüren, wie diese dunkle Energiewolke in Bewegung kam und sich aus ihrem Körper löste. Danach klagte die Frau über starke Kopfschmerzen und Kältegefühl. Der Folgetermin, ein paar Wochen später, zeigte eine völlig verwandelte Person. Die Schmerzen in der Hüfte und den Beinen kamen zwar in abgeschwächter Form immer wieder, aber sie fühlte sich nach vielen Jahren wieder ganz im Leben stehend. Sie konnte sich ihrem Partner gegenüber besser behaupten und durchsetzen. Überhaupt erscheine ihr die Welt wieder lebenswert, und das Lachen sei auch wieder Bestandteil ihres (an sich lustigen) Wesens. Anschließend gab es noch drei weitere Heilsitzungen, in deren Mittelpunkt die Aufarbeitung und Integration des Geschehenen stand.

„Es bedarf einer neuen ‚Angeologie' der Worte, um wieder Vertrauen in sie haben zu können. Wie können wir ohne das Innewohnen des Engels im Worte – und Engel bedeutet ursprünglich ‚Abgesandter', ‚Botschafter' – etwas anderes aussagen, als persönliche Meinungen, Dinge, die in unserem subjektiven Geist entstanden sind? Wie kann überhaupt etwas von Wert und Seele von einer Psyche zu einer anderen übermittelt werden, wie in einem Gespräch, einem Brief, oder einem Buch, wenn nicht archetypische Bedeutungen in der Tiefe unserer Worte getragen werden?"

(J. Hillman)

3. Strukturen, Prozesse und Stadien des Bewusstsein auf dem Weg zur Heilung

Wenn wir uns dem Heilen zuwenden, werden wir zwangsläufig mit dem Begriff „Bewusstsein" konfrontiert. Ein Begriff, der einerseits das unmittelbar Gegenwärtigste, andererseits das am wenigsten Fassbare des menschlichen Daseins darstellt. Im Gegensatz zu biologischen Ansätzen gehen wir davon aus, dass Bewusstsein weder in noch außerhalb unseres Gehirns lokalisierbar ist. Außerkörperliche Erfahrungen, Fernheilungen, Energietransfer etc. sind so betrachtet, keine besonders ungewöhnlichen Leistungen des Bewusstseins – es ist zu Dergleichen fähig, weil es eben weder innerhalb noch außerhalb des Gehirns ist. Vielmehr sind das Innere und das Äußere des Gehirns im Bewusstsein.

So gesehen können wir Bewusstsein als das Fundament jeglicher Realität im Sinne der Ganzheit definieren. Wenn wir weiter Heilung als Wiederherstellung dieser Ganzheit auffassen, werden wir uns der Notwendigkeit bewusst, uns unserem Widerstand bezüglich der Transformation und Integration all unserer Welterfahrungen zu stellen. D.h. die Welt, das Leben, unsere Emotionen, Unzulänglichkeiten etc. so, wie sie sind, voll und ganz anzunehmen, zu integrieren und letztendlich zu transformieren. Im Folgenden werden einige dieser not-wendigen Schritte zur Ganzheit, respektive Heilung, beschrieben.

3.1 Zwielicht

„Hierbei bekenne ich, dass mir von jeher die große und so bedeutende Aufgabe: erkenne dich selbst, immer verdächtig vorkam, als eine List geheim verbündeter Priester, die den Menschen durch unerreichbare Forderungen verwirren und von der Tätigkeit gegen die Außen-

welt zu einer falschen Beschaulichkeit verleiten wollen. Der Mensch kennt nur sich selbst, insofern er die Welt kennt, die er nur in sich und sich in ihr gewahr wird."[96] *(Goethe an Heinroth)*

Gewahrsein und Achtsamkeit

Der achtsame Mensch bewegt sich nicht mehr im Strom der Gewohnheiten. Durch das Gegenwärtigen des Hier und Jetzt wird er immer mehr in Kontakt zu seinem tieferen Selbst gelangen. Er wird seinen Atem, seine Gefühle, seine Stimmungen und auch sein Denken als hilfreiches Werkzeug des Alltags erkennen und nutzen lernen. Die Übungen, die zur Ausbildung des Gewahrseins führen, dienen dem Lassen (z. B. von Gewohnheiten) und eher dem Verlernen als dem Lernen. Durch das Lassen der mentalen und emotionalen Fixierungen entsteht wie von selbst Wachsamkeit, Aufmerksamkeit, Gegenwärtigkeit.

Sehnsucht des Herzens

Von größter Bedeutung ist es, die Mauern der Gefühllosigkeit zu überwinden. Ein „neues" Herz voller Mitgefühl und Verständnis ist zu gewinnen. Wenn die Selbstsucht der Sehnsucht weicht und so der Ur-Sehnsucht nach Liebe Raum gibt, wird sich das Herz auch noch weiter öffnen – hin zum Numinosen, zum Urgrund, zum „ganz Anderen".

Beziehung des Sichtbaren zum Unsichtbaren

Um das, welches wesentlich ist, zu erkennen, bedarf es einer intensivierten, d.h. „geöffneten" Wahrnehmung. Damit meinen wir aber nicht „Hellsichtigkeit". Diese hat natürlich für jeden Heiler eine gewisse Bedeutung, da zum normalen „Sehen" (meist ist es ein Hellfühlen) etwas Zusätzliches wahrgenommen wird. Viel maßgebender ist jedoch

[96] Vgl. Otto, Karl: Goethe – Leben & Werk (Fischer).

eins zu sein mit dem, was wir sehen, fühlen etc., also einen „Blick" zu entfalten, der von „innen zu innen" durch alle sinnlichen Repräsentationskanäle reicht.

Spiritualität und Freiheit

Die heutige Spiritualität darf nicht nur vergeistigt gelebt werden. Das Raumzeitliche darf vom menschlichen Weg nicht ausgeschlossen werden. Nicht um Trennung, Abspaltung und Abwertung des weltlichen Seins geht es, sondern um Verwandlung, Verklärung, Integration und Transformation des Lebens – „Ethik des Unendlichen" (E. Levinas).

Ort der Verwandlung

Die alltäglich gelebte Wirklichkeit – Hier-und-Jetzt – genau an dem Ort, der uns hier widerfährt, das Bewusstsein, welches transformativ (auch transhistorisch) wirkt und denkt, öffnet uns die „Augen" für den Sinn und das größtmögliche Glück. Es befreit uns vom Wahn, die Erfüllung unseres Lebens an einem anderen Ort, einer anderen Wirklichkeit, einer anderen Zeit usw. zu suchen.

3.2 Auflichtung

„Göttlich bin ich, innen und außen, und heilig mache ich alles, was ich berühre oder wovon ich berührt werde. Warum sollte ich wünschen, Gott besser heute als morgen zu sehen? Ich sehe Gott zu jeder der vierundzwanzig Stunden und jeden Augenblick. In den Gesichtern der Männer und Frauen sehe ich Gott, und in meinem eigenen Gesicht im Glas. Ich finde Briefe, die Gott auf der Straße verlor, und jeder trägt seine Unterschrift." (W. Whitman)

Der Friede
Es gibt nur eine wirkliche Möglichkeit und Grundlage des Friedens in dieser Welt, nämlich erst wenn ich in/mit mir auf eine friedliche Weise koexistiere. Heilung bedeutet immer auch: mit mir ins Reine zu kommen; d.h. in mir Frieden zu finden.

Das Staunen
Nichts in dieser Welt dürfen wir als selbstverständlich ansehen. Die unglaubliche Vielfalt dieses Universums, die uns entgegenwirkt, wenn wir ohne Vorannahmen, Urteile und Bewertungen leben, lässt uns ständig vor Ehrfurcht staunen.

Intensivierung des Bewusstseins
Im Vordergrund steht die veränderte Haltung dem Leben gegenüber. Eine Haltung, die durch Präsenz auf den inneren Prozess der Gesamtheit ausgerichtet ist. Jede rastlose körperliche und mentale Aktivität, wird durch Achtsamkeit und liebevolle Aufmerksamkeit in die innere (spirituelle) Ausrichtung „zurückgeholt".

Es wird darauf geachtet, alle Tagträume, Unsicherheiten, „Geschwätzigkeiten" des äußeren Da-seins in die Gesamtheit des Bewusstseinsraumes einzufügen.

Die Wahrnehmung der Objekte, Gedanken, Gefühle werden dabei ungefiltert, d.h. ohne Bewertung und Kategorisierung angenommen. Wir lassen „die Unruhe der Welt" in uns abklingen, bis sich der Zustand vollkommener Stille einstellt.

Das Schweigen
Das Geheimnis im Heilungsfeld wird uns im Schweigen offenbart, welches aus der Zukunft und Vergangenheit im JETZT auftaucht. Das

Urphänomen des Schweigens wirkt, als würde aus dem „Unberührbaren“ und „Unsagbaren“ alles Zersplitterte, Zerschlagene und Pathologisierte der Welt wieder zur Ganzheit werden.

Wer möchte ganz DA-SEIN ?

3.3 Durchlichtung

„Den Weg zu studieren bedeutet, sich selbst zu studieren.
Das Selbst zu studieren bedeutet, das Selbst zu vergessen.
Das Selbst zu vergessen bedeutet, durch alle Dinge erleuchtet werden.
Erleuchtet zu sein bedeutet, die Grenze zwischen dem Selbst und dem Anderen zu beseitigen.“ (Dogen Zenyi)

Das Heilende

Wir müssen bereit sein, das Heilende respektive die Heilung anzunehmen. Es liegt an uns, das Heilende zu entdecken und in die Verwirklichung zu bringen. Wenn wir uns aufrichtig darum bemühen, wird durch die Einsicht, dass wir heilbedürftig sind, der Zugang zur Offenbarung und Gnade (welche jeglicher wirklichen Heilung vorausgeht) geöffnet.

Transzendente Struktur

Die transzendenten Bereiche können wir nicht außerhalb von uns erfahren. In unserem geistigen Selbst erfassen wir den Kern unseres transzendenten Wesens. Dieser Kern wird durch die meditative Stille erfahren. Also können wir sagen: das Transzendente manifestiert sich nicht nur in uns, sondern wir SIND das Transzendente. Wir können durch den Prozess der HEIL-WERDUNG unser Verhältnis zu unserem geistigen SELBST-Sein erhöhen.

So wird die Seele zum Ort der drei Bewusstseinsarten:

DA-SEIN UR-SEIN GEIST-SEIN

Das Tor

Konfrontiert mit Krankheit, Sterben und Tod begegnen wir der eigentlichen Wirklichkeit. Diese Wirklichkeit gilt es, als Heiler jenseits aller Furcht und Unsicherheit anzuerkennen. Bleiben wir im Angesicht von schwersten Erkrankungen und Traumatisierungen in unserem Mitgefühl gelassen, heiter und offen, so dürfen wir uns als spirituelle Heiler bezeichnen.

Gerade dadurch, dass wir uns einen unverstellten Blick auf die Vergänglichkeit, Brüchigkeit und Hinfälligkeit dieser Welt bewahren, öffnen wir das Tor zu den heilenden Kräften.

Das Licht

Die Kunst des Heilens besteht zu einem großen Teil darin, das Licht im Denken, Fühlen und Handeln als Grundkraft zu erkennen und weiterzuschenken. Das allseits bekannte physikalische Licht ist für uns ein Gleichnis jenes wesenhaften Lichts, welches im Heilungsakt das Bild, den Klang und das Gefühl des Willens Heil-zu-Werden bestimmt. Licht wird hier als Bewusstseinsprozess verstanden. Indem wir die Dunkelheit anerkennen (Nacht der Seele) und uns neu orientieren (erschaffen = Metanoia), wird das Licht unseres Wesens aufleuchten. Dieses Licht unseres Wesens wird uns zur Erkenntnis und wahren Einsicht führen, welche die Grundlage jeglicher Heilung bildet.

Labyrinth: Archetypen des Bewusstseins

Das Labyrinth stellt das Fortschreiten auf dem geistigen Weg dar. Im Labyrinth verliert man sich nicht, in ihm findet man sich. Der Weg führt.

Schritt für Schritt wird gesetzt. Die Fragen nach dem Warum und Wieso werden immer belangloser. Doch bedarf es einer radikalen Entscheidung zur Eigenverantwortlichkeit, mit allen Konsequenzen weiterzugehen.

„Der Gehorsam ist der Tod – jeder Moment, in dem der Mensch sich einem fremden Willen unterwirft, ist ein Moment, der von einem Leben abgeschnitten wird." (A. David-Neel)

Der Weg führt uns zur Mitte. Im Rhythmus des Lebens fallen wir notwendigerweise immer wieder aus dem Gleichgewicht, um der Starre zu entkommen.

Bewegung, ohne Wertung: hineingehen, hinausgehen, einatmen, ausatmen. Das Eine ist nicht ohne das Andere. Es gibt keine Fehler, außer dem, den Weg nicht immer weiterzugehen. Wir kommen an die Grenzen des Verstehens, d.h. die Grenzen des Verstandes. Wir spüren Angst und Schmerz. Das Chaos stürzt uns in „die tiefe Nacht der Seele". Die Lösung taucht in uns in Form von Hingabe (an den Weg) auf. Sie ist die Freiheit, die keinen Halt mehr kennt und braucht. Das Wunder wird Wirklichkeit und heißt: Vertrauen in die eine Kraft. Das Leben kann nicht verstanden, es muss gelebt und geliebt werden.

„Stammt dein Wissen um das Feuer nur vom Hörensagen, dann sieh zu vom Feuer gekocht zu werden, denn es gibt keine andere Gewissheit, ehe du nicht brennst."[97] (Rumi)

Der Archetyp des Bewusstsein in der Darstellung des Labyrinths zeigt uns 16 Zustände – abhängig von der Bewusstseinsebene, welche eine

[97] Vgl. in: Das Labyrinth: Mythos und Wirklichkeit (Shedalle, 1999/2000).

Person erreicht hat. Der 13. Archetyp entspricht dem mentalen Aspekt des Bewusstseins. Er beschreibt den aktuellen Zustand der Menschheit. Den 16. Archetyp können wir als vollkommene Bewusstseinskonfiguration bezeichnen. In der christlichen Welt nennen wir ihn das Christus-Bewusstsein.

„Archetypen des Bewusstseins“

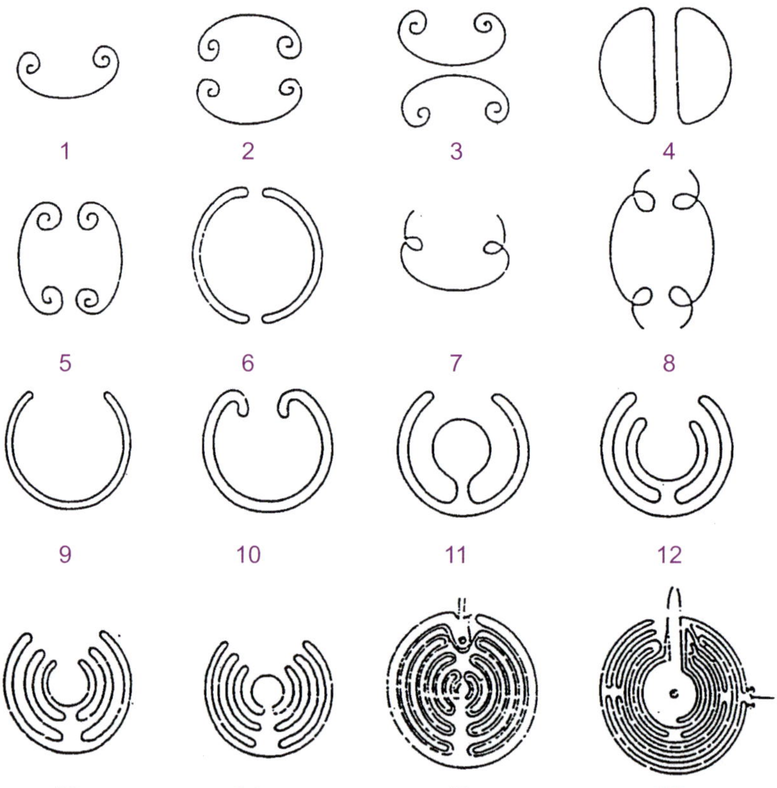

Heimkehr

„Wohl war auch ich einst in den Schein gebannt...
Wohl war auch ich voreinst im Traum befangen...
Dann aber ward im Licht ich zu Licht verbrannt
Und bin in seinem Leuchten aufgegangen.
Nun ist der Erde Dunkel um mich her
Mir wie ein trüber Dunst in weiter Ferne...
Im Abgrund hör ich noch ein grollend wildes Meer.
Doch ferne bleiben seine Stürme meinem Sterne !" (Bô Yin Râ)

„Heiler und Patient sind in dieser heiligen ‚Aufführung' vom Schicksal auserwählte Schauspieler, denen archetypische Rollen zugewiesen sind...".

„Die archetypischen Elemente des verwundeten und verwundenden Heilers sind beiden gemeinsam..."

(E. C. Whitmont)

4. Evolution des Bewusstseins und die höheren Chakren

Es gibt nach heutiger Auffassung[98] sogenannte „niedere" Archetypen der biologischen Ebene (pleromatischer Urgrund) und „höhere" und „höchste" der Einheit und kosmischen Ganzheit.

Im archetypischen Heilen verwenden wir sowohl die „niederen" Ebenen (Chakren 1 bis 7) als auch die „höheren" und „höchsten" Ebenen (Chakren 8 bis 16). „Niedrig" und „Hoch" oder „Höher" ist keinesfalls im wertenden Sinn gemeint, sondern als Ausdruck unterschiedlicher Bewusstseinslagen, die sich gegenseitig bedingen und miteinander interagieren.

Zur Einstimmung auf dieses Thema möchten wir die Begriffe „Heiler-Archetyp", „leere Mitte" und „Initiation" näher erläutern und auf deren Bedeutsamkeit für das spirituelle Heilen im Allgemeinen hinweisen.

4.1 Der „Heiler-Archetyp"

Wir dürfen im Heilkontext diesen bedeutsamen Archetypus keineswegs zu eng auffassen.[99] Der Heiler steht nicht (oder nur am Rande) im Dienste des physischen Lebens. Wäre dem nicht so, so würde das Heilen auf den Lebensprozess, d.h. auf die biologischen Bedingtheiten der reinen Körperfunktionen reduziert werden.

---

[98] Vgl. Münzer, Johann (Transpersonale Psychologie und Psychotherapie, 1/2003).

[99] Vgl. Hillmann, James: Selbstmord und seelische Wandlung (Daimon Verlag).

Diesen Bereich dürfen und sollen wir weitestgehend den Ärzten überlassen. Nicht das Leben zu erhalten, ist die vornehmlichste Aufgabe des Heilens, sondern das innere Licht (der Seele) im Anderen begleitend, anleitend etc. zum Leuchten zu bringen.

Der Heiler repräsentiert im Heilakt „die Bewusstwerdung" – zur Ganzheit. Der Arzt hingegen verkörpert „die Rettung" – vor dem Tod. Der Heiler will Einsicht, Klarheit und (Selbst)Erkenntnis bezeugen. Der (heutige) Arzt vermittelt die technische Machbarkeit und Umsetzbarkeit der naturwissenschaftlichen Erkenntnisse.

Heiler verbinden (verbünden) sich mit der Krankheit, dem Sterben, dem Tod, immer im Sinne der Ganzheit; d.h. Leben benötigt, um als solches wirklich zu sein, immer den komplementären (An)Teil, in diesem Beispiel eben den Tod. Nur die ständige Bereitschaft, den Tod anzuerkennen, kann zu einem intensiv-lebendigen Da-sein verhelfen. Heiler und Ärzte bilden also eine wunderbare Einheit im Dienste der Menschen. Wenn wir diesen Sachverhalt unter Zuhilfenahme der chinesischen Lebensphilosophie ausdrücken möchten, könnten wir sagen, dass der tätige, forschende, fortschreitende, rettende Arzt das Yang und der (licht)empfangende, vertiefende, begleitende Heiler das Yin der Ganzheit darstellen. Als Werkzeug des Heilers wirkt die Liebe (die in die geistige Heimat weist). Als Werkzeug des Arztes dient die (autorative) Macht (den Tod besiegen zu können). Die Gefahr des Heilers besteht darin, durch die absolute Hinwendung zum Licht und der Liebe die dunklen, verdichteten Kräfte zu verleugnen (leider sehr verbreitet in der so genannten „Esoterikszene") – wie durch die Säkularisierung der Medizin der Arzt Gefahr läuft, aufgrund der Verabsäumung spirituell-liebender Zuwendung, sich in Zynismus und Technikgläubigkeit zu verlieren.

Aus der archetypischen Perspektive gibt es konsequenterweise Heiler und Ärzte also nicht an sich, sondern „nur" Menschen, durch welche der Heiler- oder Arzt-Archetypus wirkt. Der Heiler wird vom Heilsuchenden nur als Heiler wahrgenommen, weil der die Quelle der (eigentlichen) Heilung in sich selbst nicht wahrnehmen kann. Die Außenposition (des Heilers) dient dem Heilsuchenden als Wieder-erinnern der eigenen Weisheit und Vollkommenheit. Der Heiler muss sich also gewissermaßen völlig der „Leere" (des „Heil-Kanal-Seins") anvertrauen.

4.2 „Heilung aus der ‚leeren Mitte'"[100]

Um die höheren Bewusstseinsebenen im Heilakt einsetzen oder anwenden zu können, müssen wir uns einen Begriffsinhalt vergegenwärtigen, der in östlichen Traditionen (z.B. Taoismus oder Zen) von größter Bedeutung ist und bei uns im Westen unter anderem auch bei Colin Bloy wieder im folgenden Zitat „auftaucht":

„Der Heiler muss die Leere aushalten."[101]

Der Begriff „Leere" drückt die Essenz der Grundhaltung des Heilers aus. Ist der Heiler doch in seiner höchsten Form „ein Gefäß", welches in der Lage sein sollte (Energie) aufzunehmen und hindurchzulassen. Je weniger wir als Heiler „aufgeladen", „überfüllt" und „theologisiert" sind, d.h. je weniger wir unsere persönlichen Meinungen, Vorstellungen bezüglich religiöser, spiritueller oder esoterischer Vorannahmen in den Heilakt einfließen lassen, um so mehr wird der Heilstrom sich entfalten, ausbreiten und „hindurchgehen" können. So ist in der „Prä-

[100] Vgl. Kawai, Hajao: Kojiki, in Gorgo, Nr. 8, Jg. 4.

[101] Vgl. auch Kapitel 1, Teil 2.

senz des Heilwirkens" keinerlei persönlich-individuelle „Anwesenheit" unsererseits erforderlich.

„... dass jede Präsenz, die keine Abwesenheit birgt, in sich versinkt und erstarrt und auf diese Weise isolierend und steril wird."

und:

„... Erde formen, um ein Gefäß daraus zu machen: wo es nichts gibt, liegt die Brauchbarkeit (das Funktionieren) des Gefäßes."[102]

Dies sind sehr wertvolle Hinweise, für den leider in Heiler- und Therapeutenkreisen sehr häufig anzutreffenden Mangel an Bescheidenheit und narzisstischer Selbstüberhöhung (z.B. Gurugehabe, Allwissenheitsansprüche usw.). Soll wirklich das Unsichtbare (noeta) durch das Sichtbare (orata) wirken, so müssen wir selbst dem Unsichtbaren ähnlich werden (similia similibus curantur), d.h. unseren Anspruch (Intentionalität, Zweck- und Zielorientierung) z.B. die Krankheit zu besiegen, vollkommen lassen. „Die Fülle entleeren um die Leere wirken zu lassen."[103] Dies bedeutet, dass sich erst in der Wirksamkeit der Leere Geistiges (Heilendes) entfalten und somit wahre Heilung vollziehen kann. Wir tun als Heiler gut daran, auch im Dienste der Heilsuchenden, an keiner Glaubenslehre anzuhaften. Die Geistigkeit im Heilvorgang wird durch den Begriff der „Leere" und deren praktischer Umsetzung von jeglicher „Figur eines Theos"[104] befreit. Weder müssen wir uns auf eine Person wie z.B. Jesus berufen, noch müssen wir jeglicher „übernatürlichen" Abstraktionen verfallen, die mit dem Sinnlichen und Körperlich-Konkreten brechen muss.

[102] Vgl. Lao tsu: Tao te king (Diederichs Verlag).

[103] Vgl. Lao tsu: Tao te king (Diederichs Verlag).

[104] Vgl. Jullien, Francois: Das große Bild hat keine Form, (Wilhelm Fink Verlag).

Um die großen Fragen (Woher komme ich? Wer bin ich? Wohin gehe ich? Warum bin ich so erkrankt?) klären zu können, ist es förderlich, in die unsichtbare Basis jeglicher wirklich geistigen Erfahrung zu kommen, in die Leere, die Stille, die Fülle meint.

In dieser Haltung der „Leere" lässt sich der Kampf, das Urteil, die Bewertung vermeiden. Wenn wir in unserer Mitte leer bleiben, kennen wir keinen Widerspruch, keine Projektion, keinen Kampf, kein Gegenüber, sondern: Koexistenz, Angemessenheit, Fülle. Es kommt zu wirklichen Begegnungen, ohne „Auf- und Einrüstung" unserer Seele. Je mehr es gelingt, diese Mitte frei (von persönlichen Kontaminationen) zu halten, umso freier wird der Heilstrom aus der „Quelle" einfließen. Dennoch ist diese „leere Mitte" nicht absolut, sondern von der inneren Verfasstheit jedes Einzelnen mitbestimmt.

4.3 Initiation

Jeder Mensch, der im heilenden Da-sein in dieser Welt wirkt, sei es als heilend Tätiger oder als Wandelnder im Heil-Seiender, hat eine Form von Initiation erlebt, erfahren oder/und erlitten. Dem Wortinhalt nach heißt Initiation: „auf einen Weg geführt werden – in-ire –"[105]

In vielen Kulturen bedeutet dies auch Schwellen zu überschreiten, Tore zu öffnen, Bereiche zu betreten (z.B. einen geweihten Ort). Die Tiefe dieser „initiatorischen Weihe" bestimmt das Maß, die Weite, die qualitative Durchdrungenheit im seelisch-geistigen Erlebenssinn. Dies meint (bezüglich des Heilens), wie weitreichend die heilenden Kräfte sich auswirken, wie schwerwiegend eine Erkrankung sein kann, um noch für

[105] Vgl. Gehrts, Heino: Initiation, in Gorgo, Nr. 8, Jg. 4.

den Heiler erreichbar zu sein. Das initiatorische Ereignis führt zu einem grundlegenden Wandel in Bezug auf das Selbstgefühl des Heilers und sein Verhältnis zum Menschsein, zum Weltganzen, zum Prozess des Sterbens und des Schicksals. Ist der Heiler durch diesen bestimmten Prozess geführt worden, wird sich die Gegenwart immer mehr auflichten und mit der Ewigkeit koinzidieren. Die praktischen Auswirkungen werden jedem Heiler vollkommen bewusst, indem diese inneren Wandlungsprozesse des initiatorischen Erlebens in den Wunsch, ja in das absolute Bedürfnis münden, zu helfen, zu nähren, zu lieben und zu geben. Der Heiler ist in den unerschöpflichen Strom der Zeit eingetreten, der in seine eigene Quelle einmündet. Erst jetzt ist er in der Lage, sinngemäß, wahrheitsgetreu, dienend und damit heilend zu handeln. Die Sinnhaftigkeit, im Heilstrom zu handeln, ist kein abstrahierter, ausgehöhlter oder begriffsgefesselter Begriff, sondern ein miterlebter, mitgestaltender Sinn. Bei der Heilung von Krankheiten wird demnach nicht sachorientiert (symptombezogen) vorgegangen, sondern es werden Bilder und Worte in das Erleben gebracht, die frühere Phantasien, Mythen und Vorannahmen mit ihren krankmachenden Fokussierungen transformieren.

Das Ziel jeder Heilung besteht darin, wieder in der geistigen Heimat anzukommen, um sich beheimatet, bejaht und geliebt zu fühlen.

4.4 Die höheren Chakren

Wir können die Mutationen unseres Bewusstsein durch die Chakren beschreiben. In Heilerkreisen wird immer wieder (zu Recht) diskutiert, ob die Chakrenlehre „nur" symbolisch aufzufassen ist, oder ob die Chakren wirklich fühlbar und veränderbar, d.h. durch einen Heiler manipulierbar sind. Dazu gibt es eine sehr symphatisch-ablehnende Haltung von Ray Williamson[106] bezüglich der Möglichkeit, Chakren direkt zu beeinflussen. Sympathisch deswegen, da wir uns jeder sachlich-nüchternen Haltung bezüglich der esoterischen Auswüchse des „anything goes“ gerne anschließen. Meiner persönlichen Erfahrung entspricht diese Meinung aber nicht.[107] Es steht für uns außer Zweifel, dass die Charakteristik eines Chakras (Größe, Umfang, Strahlungsintensität, Schwächezustand etc.) durchaus nachvollzogen werden kann, und auch eine daraus sich ergebende Intervention viel Segensreiches bewirkt.[108] Im archetypischen Heilen wird der Heiler über eine aktive Visualisation den gewünschten Wandel herbeiführen. Wir erschaffen durch diese Visualisation „ätherisch-formative Kräfte“, und verändern sie in Übereinstimmung mit den zugehörigen Archetypen zu ihrer vollkommenen Form.

Da wir davon ausgehen, dass die Leser dieses Textes mit den allbekannten ersten 7 Chakren vertraut sind, werden wir nun die so genannten höheren Chakren kurz beschreiben (siehe auch Graphik).

8. Chakra „der Stern“

Der erste Punkt außerhalb des Körpers. Hier beginnt die Ebene der außerkörperlichen Wahrnehmung (Blick von oben herab). Aus dieser Position wird die Visualisation im archetypischen Heilen praktiziert.

---

[106] Vgl. Raum & Zeit, Nr. 115, Jg. 20.

[107] Vgl. Aussagen bei Barbara Brennan: Lichtarbeit (Goldmann Verlag) und Horst Krohne: Schule der Geistheilung (Kösel Verlag).

[108] Oft sahen wir z.B. kollabierte 7. Chakren (Resultat: Depressionen) oder gänzlich geschwächte 4. Chakren (Resultat: Allergien), und konnten durch Interventionen sofortige Abhilfe schaffen.

9. Chakra „der spirituelle Ring“ = Archetyp der Seele
Hier vollzieht sich der Individuationsprozess (Egoismus versus Ego).

10. Chakra „die Kugel“ = planetare Gemeinschaft
Ebene der reinen Liebe. Ich helfe, bin tätig um nützlich (für das Ganze) zu sein.

11. Chakra „Kosmische Einheit“ = platonische Festkörper
Zugang zum kosmischen Bewusstsein auf der physischen Ebene. Wird bei der Heilung vor allem bei schwerwiegenden Körperproblemen eingesetzt.

12. Chakra „Erzengel“ = Ebene des Schutzes,
der Für-Bitte der Anrufung „Klopfet an, so wird euch aufgetan.“

13. Chakra „Spirale“
Drache der Erde. Stärkung durch „Gaia“.

14. Chakra „Sonnenblume“
Ebene der formativen Lichtkräfte im spirituellen Plan.

15. Chakra „Juwel“
Erste Licht-Manifestation im Universum (Gesetz des schöpferischen Plans) *„Alles im Kosmos gründet auf Form und Zahl“ Bo Yin Ra.*

16. Chakra „Der Kelch“
Reines göttliches Licht und Bewusstsein.

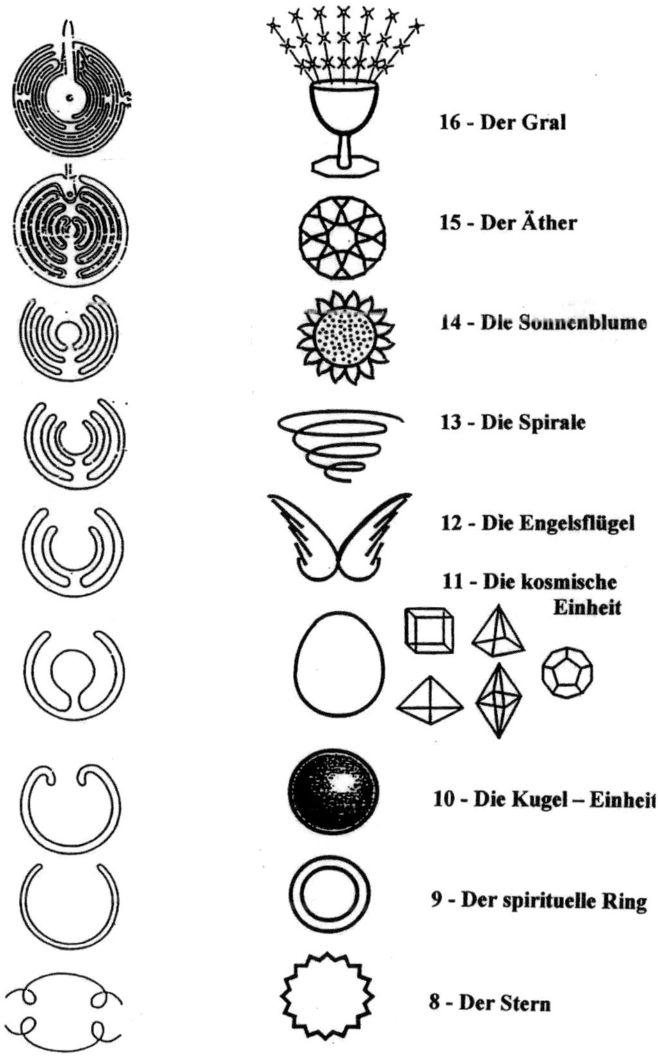
16 - Der Gral
15 - Der Äther
14 - Die Sonnenblume
13 - Die Spirale
12 - Die Engelsflügel
11 - Die kosmische Einheit
10 - Die Kugel – Einheit
9 - Der spirituelle Ring
8 - Der Stern

Die Erkundung der höheren Chakren lehren wir folgendermaßen:

Eine Person sitzt rittlings auf einem Stuhl und legt den Kopf auf die Lehne. Dadurch kommen die Chakren bis etwa 3 Meter horizontal zu liegen, wo sie dann der Reihe nach gefühlt werden können.

„Das Bewusstsein ist das grundlegende
Fundament jeglicher Realität"[109]

Bevor wir nicht in der Einheit leben, können wir nicht zu einem höheren Bewusstsein gelangen. Meist hindert uns mentaler und emotionaler Widerstand. Die „gravidativen Kräfte" siegen in der Regel noch gegen die levitativen Willenskräfte. Alles, was wir noch nicht transzendiert haben, hält uns zurück. Das Resultat sind (spirituelle) Krisen[110], die Ausdruck des Nichtvereinten und Nichtverarbeiteten sind. In dem Maße, wie unser Bewusstsein in Richtung „höhere Frequenzen" fortschreitet, werden wir jedes Mal mehr verbunden, bis wir mit dem Göttlichen in uns Eins werden.

Die Formen der Realität sind unzählig. Es gibt nicht nur einen gültigen Bewusstseinszustand, sondern unzählig gültige Realitätsebenen. Gültig und Real innerhalb ihrer eigenen Ebene, aber keine von ihnen ist die Realität. Um zur Realität zu gelangen, jener Realität, die wir Absolut nennen, müssen wir fähig werden, „das Licht der Erkenntnis", in seiner ganzen Fülle zuzulassen.

In der Regel sind wir aber noch nicht in der Lage die Intensität dieses „Durchlichtet-seins" auszuhalten. Ein wesentlicher Teil der Heilarbeit besteht für uns darin, im Heilakt die Bedeutung dieser Widerstände

[109] Vgl. Bloy, Colin: Konferenz – de la fuente, 1993.

[110] Vgl. Grof, Stanislav und Christina: Spirituelle Krisen (Kösel Verlag).

„gegen dieses seelische Durchlichtet-werden“ zu besprechen. Dieses Erinnern der Quelle unserer geistigen Herkunft, sollte eine „Konstante“ im Heilprozess sein. Erinnern nicht im Sinne einer Wiederholung, sondern als wirklich erfahrbare Gegebenheit des *„Lichtfunkens in unserer Seele“*[111]. Um dieses höhere Selbst zu aktivieren, muss der Panzer sowohl des Heilers als auch des Heilsuchenden aufgelöst werden. Dieser Panzer (Maske) ist die menschliche Verteidigungsstruktur, die der Welt das idealisierte (entfremdete) Selbstbild zeigt. Dieser Panzer verschwendet auf Kosten des höheren Seins seine Energie, erschafft Chaos, Schuld, Rationalisierung etc. und führt in die Apathie, Gewalttätigkeit, Depression usw.

Darum visualisieren wir in der Einzel- wie in der Gruppenarbeit die „kosmische Lichtsäule“, um die Verbindung des Selbst mit der spirituellen Quelle (wieder)herzustellen.

Abschließend:
Die Physiker entdeckten, dass die subatomaren Teilchen (Energiequanten) sich wie Individuen verhalten. Die Bewegung der Teilchen ist durch die Person, die sie beobachtet, beeinflussbar. Das Bewusstsein subatomarer Teilchen wird durch die Energien, die in Form von Gedanken auf sie treffen, beeinflusst.

Diese Erkenntnis unterstützt unsere Annahme, dass die Visualisation der Archetypen im Sinne einer holistischen Heilung, eine tiefgreifende Wirkung erzielt.

[111] Vgl. Bô Yin Râ: Gesamtwerk (Kober Verlag).

Das Universum ist anscheinend so konstituiert, dass es auf unser Bewusstsein reagiert und antwortet. Doch scheint es so zu sein, dass es uns nur auf der Ebene antworten kann, die wir selbst erreicht haben.

„Das Wort, das ‚in Gott war' und die Welt schuf, es ist nun ‚unter uns', voll Wahrheit und Gnade und ‚heilt die Welt' vom Innersten der Welt selbst her, d.h. aus dem menschlichen Wesen heraus."

(V. Tomberg)

III. Essenzen

Auf wesentliche Begriffe im Zusammenhang mit dem spirituellen Heilen und deren Inhalte wie: Glaube, Gebet, Spiritualität, Bewusstsein, Liebe oder Licht, wurde bereits eingegangen.

Nun sollen noch weitere, für das Heilen wesentliche Begriffe, in konzentrierter Form erläutert werden. Diese Inhalte werden sich jedoch nur demjenigen voll erschließen können, der sich auch der Mühe unterzieht, seine persönlichen Wahrheiten über die existentiellen Fragen des Daseins zu finden, um sich mit ihnen auseinanderzusetzen. Der Einzelne muss seinen Blick von der äußeren Welt abwenden, um so das bestimmende Element seiner inneren Verfasstheit, seinen Wesenskern, in den Mittelpunkt seines Da-Seins zu bringen.

So wird er die Welt, wie sein Innenleben, immer mehr durchdringen, und seinen Lebensfokus auf seine subjektiven Vorstellungen von Wirklichkeit ausrichten. Er wird nicht mehr nach den gesellschaftlichen, Objektivität einfordernden Ideen leben können und wollen, da er der Einzigartigkeit seines seelisch- geistigen Wesens ansichtig wurde.

Einzigartigkeit

„In diesem Erdenkörper, dem die Eltern geheimnisvolle Kräfte mitgegeben haben, und auf seinen unfassbarsten Kräften wie auf einer Harfe spielen lernend, wohnt etwas, das nicht von dieser Erde ist." (Bô Yin Râ)

- Der Mensch als Person ist eine Einheit und eine Ganzheit. Das heißt, er ist individuell, unteilbar, existentiell, geistig und somit einzigartig.

- Er hat die Möglichkeit, zu seiner psychophysischen Natur auf Distanz zu gehen. Er kann sich dadurch zu sich selbst verhalten (V. Frankl), und zur Welt Abstand gewinnen.

- Die geistige Person ist immer schon im Sein, in der sukzessionslosen Dauer, in der Ewigkeit. Dieses individuierte Sein als Person entspringt der schöpferischen Seinsquelle, als absolute Einheit und numerische Singularität.

- Was an der Person gezeugt und als psychophysische Potenz geschaffen wird, d.h. geboren werden und sterben muss, ist nur der vergängliche Ausdruck des ewigen, individuellen Geistes.

- Nur vom Ewigen her, nur von der geistgezeugten Liebe in seiner Wirklichkeit als Einheit erkanntes und sich selbst Übersteigendes, wird der Mensch als ganze Person erfahrbar.

„Hab acht auf deinen inwendigen Garten. Denn jeder innere Mensch ist beschaffen, allein er höre mit dem äußeren auf sich selbst, so wird er lernen, dass ihm niemand lehren mag, und sich ein jeglicher ob ihm verwundern muss." (Paracelsus)

Das Überbewusstsein

„Nur wenn die Person erwacht, wird sie vom Überselbst voll projiziert, wogegen, wenn sie träumt nur teilweise, und wenn sie schläft, überhaupt nicht." (R. Maharshi)

- Die Entfaltung des Überbewusstseins wird als ein ‚eingebettet fühlen' in ein überindividuelles Geschehen erfahren. Das Alltagsbewusstsein erfährt dadurch eine Vertiefung und Entgrenzung.

- Das Überbewusstsein ist kein Ort, sondern eine Erfahrung (Intensivierung des Erlebens), die sich jeglicher Vorsätzlichkeit im Sinne einer Verfügbarkeit entzieht. Diese Erfahrung kann durch kontinuierliches Üben, im Zusammenhang mit einer spirituell gestalteten Lebensführung, ermöglicht werden.

- Das Gefühl von Konzentriertheit, Ganzheit, Mitte, Stille und Gelassenheit im Alltag dient als untrügliches Zeichen.

- Das Tagesbewusstsein mit seinen Einschränkungen durch die Bindung an lineare Zeitstrukturen, an Logik, Personen und Ich-Zentriertheit und daraus resultierend, einer Fixierung auf eine bestimmte Common-sense-Realität, wird durch die Erfahrung des Überbewussten in eine neue Wahrnehmung von Wirklichkeit verwandelt, im Sinne eines größeren Bewusstseinshorizonts.

Das Schicksal

„Wer nur mehr das Schicksal will, der hat weder Vorbilder noch Ideale mehr, nichts Liebes, nichts Tröstliches hat er! Und diesen Weg müsste man eigentlich gehen." (H. Hesse)

- Wollen wir Heilung, so müssen wir jegliche Unfreiheit lassen, indem wir unser Schicksal in „unsere eigenen Hände legen".

- Das Schicksal kommt nicht von außen. Es erwächst uns im Innern, wenn wir uns dazu befreien, es vollkommen anzunehmen.

- Wenn wir unser Schicksal annehmen, werden wir nicht nur frei, sondern wir befinden uns im Einklang mit dem Ganzen. Wir gewinnen die Fülle unserer gesamten inneren und äußeren Lebenszusammenhänge.

- Wenn wir zu unserem Schicksal vollkommen Ja sagen, verwandelt sich unser Leben in ein Freisein von der Welt, d.h. wir werden nicht nur von unserer Vergangenheit, sondern auch von unserer Zukunft befreit.

- Wenn wir jedoch unser Schicksal wegrationalisieren, dann wird es uns in den Rücken fallen, so wie es uns verschlingen wird, wenn wir uns ihm in die Arme werfen (J. Gebser). Nur durch Annahme und demütige Einordnung in unser schicksalhaftes Sein werden wir der Ganzheit teilhaftig und durch sie geheilt.

Ganzheit
„Wenn der Glaube in der Totalität seiner Gehalte in Wissen übergehen kann, wenn es dem Wesen also möglich ist, die Gesamtheit aller Gehalte des Glaubens in ihrer ganzen Fülle durchsichtig zu machen und gegenwärtig zu haben, dann ist der Punkt erreicht, der durch das Wort – Gott ist tot – bezeichnet wird. Denn dann bedarf es nicht mehr der Offenbarung des lebendigen Gottes." (G. Picht)

- Ganzheit wird oft missverständlich als die Aneinanderreihung oder Summierung einzelner Teile, also als Totalität aufgefasst. Für den Heiler muss ‚Ganzheit' aber immer im Sinne eines werdenden Geschehens aufgefasst werden; eines prozesshaft-schöpferischen Vorgangs, hin zur Fülle des seelisch-geistigen Menschseins.

- Erst die Integration aller Bewusstseinsschichten ermöglicht die Ganzwerdung. Diese ist in jedem Augenblick aufs Neue, durch unsere Haltung zum Leben und im Besonderen aus dem Gehaltenwerden im Geistigen, zu erringen.

- Ganzheit darf nicht mit Vollkommenheit verwechselt werden. Verletzlichkeit, Krankheit, Sterblichkeit, Konflikte, als Ausdruck des menschlichen Seins, sind ebenso Bestandteile der Ganzheit.

- Ein ‚ganzer Mensch' sein bedeutet nicht, einen materiellen Körper zu besitzen, in dem sich eine Seele entwickelt. Sondern es bedeutet, ein nichtmaterielles (göttliches) Bewusstsein zu sein, welches eine materielle Struktur (Körper) ausbildet und kreiert.

„Wenn dieses Ziel der Ganzheit und der Verwirklichung der ursprünglich gemeinten Persönlichkeit in natürlicher Weise im Patienten wachsen sollen, so mögen wir zu diesem Ziel verständnisvoll mithelfen. Wächst es aber nicht aus sich, so kann es auch nicht gepflanzt werden, ohne dauernder Fremdkörper zu bleiben...Ganzheit ist also etwas Spirituelles während Fragmentierung die Sache der Psyche ist..." (C. G. Jung)

Seele
Etwas in mir fühlt.
Etwas in mir trägt.
Etwas in mir steigt und zeugt.
Etwas in mir empfindet – dich.
Etwas in mir wiegt sich im Sein.
Etwas in mir strahlt in dich hinein.
Etwas kehrt in mich ein.
Etwas wird in mir zu Licht.
Etwas will mir geistige Heimat sein.

- Die Seele ist kein abgeschlossenes Objekt, welches wir konkret beschreiben oder bewerten oder messen können. Wir können uns höchstens metaphorisch an sie annähern, sie umkreisen, sie befragen und ihre Essenz erspüren.

- Essentielle Qualitäten, die zur Seele gehören, sind: Weite, Frequenz, Feinstofflichkeit, Stille, Liebe, Friede, Wesenhaftigkeit, Güte, Berührtheit, Glücksfähigkeit, Wahrhaftigkeit, Einzigartigkeit.

- Ist die Seele offen, d.h. zum geistigen hin geborgen, so wird sie fühlbar, erlebbar und unmittelbar wahrnehmbar. Dann folgt sie ihrer inneren Wahrheit, ihrem inneren Ruf, erfüllt sie ihren immanenten Sinn. Der Mensch der so IN seiner Seele ist, erfährt sich als unmittelbar, verbunden, präsent, gegenwärtig, anwesend und staunend.

- Die Seele gibt also unserem Erleben Form, Sinn, Ausdruck und Wirklichkeit. Sie erscheint immer dann in unserem Bewusstsein, wenn wir uns auf unsere Bedürfnisse, Verstrickungen, Verletzungen einlassen, oder die Freude, Lust, Lebendigkeit und Tiefe unseres Wesens in seiner Zartheit zulassen.

„Des Menschen Seele
Gleicht dem Wasser:
Vom Himmel kommt es,
Zum Himmel steigt es
Und wieder nieder
Zur Erde muss es,
Ewig wechselnd."
(J.W. Goethe)

Fülle

„Von der Güte eines Menschen geht ein Zauber aus, von der Wahrheit eine Kraft, und von der Wirklichkeit ein innerer Friede.“ (P. Tillich)

- Die Fülle kommt aus: der Dankbarkeit, der Verehrung, der Freude, der Verbundenheit und dem Staunen zum Leben hin.

- Übersteigen wir so unsere naturhafte Existenz, so werden unsere Gedanken zum Gebet, und unsere Handlungen beinhalten ein sakrales „Momentum“.

- Die Fülle wird im ganzen Menschen erfahrbar. Sie tritt dort in Erscheinung, wo der sichtbare Mensch den unsichtbaren vernimmt.

Der Raum des Herzens

„Heilen bedeutet, einen Menschen in die Gesundheit hineinlieben.“ (U. Wirtz)

- Der Raum des Herzens ist der Raum der Dankbarkeit, des Empfangens, der Freude und tiefen Verbundenheit mit allen Wesen dieser Welt.

- In diesem Raum kann sich der Mensch völlig zurücknehmen, weil er hier das DU in seinem Herzen empfängt und, jenseits aller Selbstbehauptung, dem Mysterium der Liebe ansichtig wird.

- Der spirituelle Heiler muss sein Wesen unentwegt in der Offenheit zu diesem Herzraum hin erleben und entfalten. Offenheit bedeutet in diesem Zusammenhang auch, verbunden zu bleiben mit der persönlichen Hilflosigkeit, Verletzbarkeit und Fehlerhaftigkeit. Nur aus dieser demütigen Haltung heraus kann er den (kranken) Menschen, der in der Regel ein ängstlicher und auch oft hilfloser Mensch ist, in die Liebe führen, d.h. mit ihm verbunden sein und bleiben.

- Heilende Liebe ist tiefe Verbundenheit im Augenblick. Tiefe Verbundenheit im Augenblick meint, vollkommene Offenheit ohne zu verschmelzen, Bezogensein auf das Du ohne zu begehren. Zuwendung zu schenken, um über sich selbst hinaus zu gelangen.

„Ist es schlimm Pedro, ist es schlimm, an Gott zu denken und ihn in einem anderen zu sehen?" – „Schlimm ist es, an Gott zu denken und dabei die Menschen zu vergessen." (E. Wiesel)

Das Magische

„Ist schon der ganze Lebensprozess jenseits seiner Mechanisierung durch den Verstand in uns ein magischer Prozess, so ist die Liebe Höhepunkt der Lebensdynamik überhaupt, das Magische an sich."
(O. Ebertz)

- Die magische Bewusstseinsstruktur ist ein elementarer Bestandteil des menschlichen Seins. Als Manifestation des Vitalen, Instinktiven, Sinnlichen, Kollektiven und Einheitlichen ist es gut, bewusst mit dieser Kraft als integralen Bestandteil des menschlichen Tuns und Werdens zu leben, aber nicht in dieser Kraft.

- Es kommt darauf an, sich des Magischen bewusst zu sein, um Klarheit über seine Wirksamkeit zu erlangen. Nicht aber, es zu leben, geschweige denn es zu evozieren, z. B. durch okkultistische Techniken und Beschwörungen, da es dadurch zu einer Überbetonung und einem Rückfall in „überwundene" Bewusstseinsentfaltungen kommen würde (man denke hierbei besonders an die kollektiv-hypnotischen

Auswirkungen in faschistischen oder kommunistischen Diktaturen, Sekten und ähnlichem). Wird die „hohe Magie, d. h. die zur Erkenntnis befreiende Schulung, unter Magie verstanden, so sprechen wir von Spiritualität.

„Es kann nicht verschwiegen werden, dass die Verwendung des Magischen im verhängnisvollen Sinn sich ungleich häufiger ereignet, als seine heilsame Auswirkung." (A. Köberle)

Der Energiekörper

„... Wenn der angehäufte Energie- Atem verstreut wird und nicht wiederkehrt, wird er nicht mehr ausreichend sein; wenn er heraufsteigt und nicht wieder herabsteigt, wird der Mensch zum Zorn getrieben; wenn er herabsteigt und nicht wieder heraufkommt, wird der Mensch zu Vergesslichkeit getrieben; und schließlich, wenn er weder aufsteigt noch herabsteigt, und sich inmitten der Person festsetzt, dann kommt es zu Krankheit." (Zhuangzi)

Der Energiekörper – in Form der drei Schichten: den Chakren (zentrale Schicht), Meridianen und Nadis (mittlere Verzweigungen) und der Aura (peripheres Ausstrahlungsphänomen) – gehört zur unsichtbaren physikalischen Welt.

Diesen, den so genannten „Hellsinnen" zugänglichen Erscheinungen, wird heutzutage zu große Aufmerksamkeit geschenkt, da sie fälschlicherweise mit dem spirituellen Weg in Verbindung gebracht werden.

- Die besondere Hellfühligkeit, manchmal (in seltenen Fällen) die angeborene Hellsichtigkeit, sind nichts anderes als Werkzeuge des Heilers, um die Wahrnehmungsfähigkeit in der stofflichen Welt zu erweitern. Diese feinstofflichen Sinneswerkzeuge reichen aber niemals an die Geistigkeit heran.

Der Heiler bezieht sich (hauptsächlich) durch seine besondere Schulung und Begabung auf die Lebensenergie. Diese erzeugt im Menschen eine Polarität und damit ein magnetisches Feld. Dieses Feld wird als elektrisches Strömen erlebt und wahrgenommen. In dieses Feld, mit seinen spezifischen Ausdrucksformen als: Ätherkörper (Vitalität), Astralkörper (Emotionalität) und Mentalkörper (Gedanken), wirkt der Heiler ein. Die oft erwähnten Einwirkungen auf die so genannten spirituellen Körper (sic!) sind aus unserer Sicht völlig unhaltbar, da das Spirituelle keine Stofflichkeit mehr besitzt und die Einwirkung nicht mehr energetisch erfolgen kann, sondern rein geistiger Natur sein muss.

In einer etwas anderen Form ausgedrückt kann man sagen, dass der Heiler in einem energetisch- alchemistischen Prozess heilend einwirkt, in dem er die Ätherkörperschicht (archaisch-magische Struktur) vitalisiert; die Astralkörperschicht (magisch-mythologische Struktur) reorganisiert und schließlich in der Mentalkörperschicht (mentale Struktur) Glaubensmuster erlöst. Das heißt, der Heiler wirkt einer Mechanisierung, Entsubstantialisierung und Rationalisierung der Erfahrungswelt des Heilsuchenden entgegen.

Der Heiler erweitert durch die Energiekörperarbeit das Spektrum der Hilfestellungen am Menschen. Die Energetik liegt sozusagen am „Bindestrich" zwischen Psyche und Soma. Das damit verbundene „Energieparadigma" führt zu einer Integration der Außenwelt in die Innenwelt, in dem die Außenprojektionen zurückgenommen werden, d.h. in dem der Heiler den Heilsuchenden Bilder und auch Techniken der Enstase anbietet und vermittelt, mit dem Ziel, seine Einzigartigkeit als geistiges Wesen vollkommen anzunehmen, und zu verwirklichen.

Dankbarkeit
„Das einzige Verhältnis des Bewusstseins zum Glück ist der Dank" (T.W. Adorno)

- Der größte Dank ist die Anerkennung des Gebers in der Gabe (J. Gebser).

- Danken hat mit Denken, Gedenken und Gesinnung zu tun.

- In einem vom Herzen ausgesendeten Dank überschreitet man sein Ich und findet zum Du.

- Dankbarkeit ist wie ein Wächter der Seele, der darüber entscheidet, ob die aus Dankbarkeit entstehende Demut zur Weisheit ausreicht.

Weisheit
„Derjenige ist weise, so werden wir schließlich sagen, der sich die Frage nach dem Sinn nicht mehr stellt.

Dem die Alternative – Mysterium oder Absurdität – nichts mehr sagt; dem sie genauso wenig sagt, wie die Alternative – wahr oder falsch – Weise ist der, für den Welt und Leben selbstverständlich sind. Der sich damit begnügt, zu sprechen und der daher gar nicht mehr zu reden braucht: DIE DINGE SIND SO.

Nicht – so sei es –, wie die Religion in ihrem Wunsch nach Einverständnis sagt; auch nicht – warum ist das so? – wie die Philosophie in einem plötzlichen Erstaunen fragt. Weder akzeptieren noch infrage stellen, sondern – SO IST ES –. Weise ist, wer zu realisieren vermag, dass (es) so ist." (F. Jullien)

- Weisheit ist niemals anthropozentrisch, sondern meint die Haltung zum Ganzen. Geburt und Tod aus „den Wassern" der ständigen Erneuerung. Weisheit gelingt im Jetzt; sie ist spielerisch und erotisch, auftauchend und verschwindend, umarmend-heilend und verstörend-vertiefend, wie umfassend und treffend.

- Der weise Mensch verzichtet auf Trennung, indem er sein Herz offen hält. Indem er mit allen Möglichkeiten, Haltungen und Meinungen verbunden bleibt, wirkt er aus seiner Mitte. Indem es ihm nicht um Wissen, Erkenntnis und Bildung geht, bewegt er sich im lebendigen Fluss des Lebensstromes. Keine Sinngebung ersetzt so die Wirklichkeit; keine abstrakte Theorie verdrängt so das lebendige, wahrhaftige und absichtslose Sein.

Gnade

„Die Gnade ist nicht mehr nur eine göttliche Kraft, die unabhängig von Vernunft und Verdienst wirkt, sondern eine Kraft, die innig mit den menschlichen Handlungen verbunden ist." (R. Klibansky)

- Wir sind angewiesen auf Gnade, d.h. auf das Unverfügbare. Gnade = griech. charis, lat. gratia, welches wir mit Wohlwollen, Gunst, Gabe und Zuwendung übersetzen können.

- Wenn wir uns der Wahrheit, der Liebe, der Verantwortung und der Unmittelbarkeit unseres Seins hingeben, dann werden wir der Gnade teilhaftig, in Form des inneren Zur-Ruhe-Kommens. Dann können wir die „abgeblendeten Augen" aus der Überschattung in das Offenkundige heben, d.h. in unsere Bestimmung.

„Statt dem Schmerz zu fliehen, die Schuld auf andere abzuschieben oder für mildernde Umstände zu plädieren, setzt er sich ihm aus – weil er, obwohl nicht die Wahrheit getan, doch das Licht sucht." (Joh. 3,19-21)

- Auch der Gnade sind Grenzen gesetzt. Diese beziehen sich auf die Ebene der physikalischen Welt. Überall, wo wir den Grenzen der Regenerationsfähigkeit ausgesetzt sind, haben wir deren Gesetze anzuerkennen. (Selbst)Heilung kann hier nur mehr durch Reue seine Regenerationskraft erhalten. (M. Scheler)

Der Ursprung

„Es ist ein ‚Zurück zum Ursprung', doch mit dem Unterschied, dass der im Leben Befreite die ursprüngliche Situation um die Dimension der Freiheit und des Überbewusstseins bereichert wiedererlangt." (M. Eliade)

- Unser Ursprung liegt im Geistigen. Wollen wir unserem Wesen näher kommen, so müssen wir unsere geistige Veranlagung als schöpferisches Ereignis in unserem Bewusstsein, als Grund und Quelle realisieren.

- Der Ursprung ist jenseits der Zeit, in jedem Augenblick wesenhaft und wesentlich fühlbar. Jeder Augenblick entfaltet sich als lebendige Quelle unseres Wesens aus diesem geistigen Ursprung.

„Alle Entfernungen werden von denen überwunden, die der Quelle ihres Wesens nahe sind." (Kabir)

Das Urphänomen

„Phänomen ist, welches sich zunächst und zumeist gerade nicht zeigt, was gegenüber dem, was sich zunächst und zumeist zeigt, verborgen ist, aber zugleich etwas ist, was wesenhaft zu dem, was sich zunächst und zumeist zeigt, gehört, so, dass es seinen Sinn und Grund ausmacht." (P. Tillich)

- Heilung ist wie Liebe, Schweigen oder Tod, ein Urphänomen. Urphänomen heißt: es lässt sich auf nichts zurückführen.

- Das Urphänomen ist vollkommen unabhängig, nicht herleitbar aus dem Subjektiven oder Inter-subjektiven. Es ist keine innerweltliche Begebenheit. Da nicht der Objektwelt zugehörig, bleibt es unergründlich und unerforschbar.

- Es kann empfangen und erfahren werden, da es ideal, real, symbolisch und identisch ist.

- Das erste Wort wird wortlos verstanden, das erste Zeichen zeichenlos.

„Ideal als das letzte Erfahrbare;
real als Erkanntes;
symbolisch als Begriffenes;
identisch mit allen Seienden." (J.W. Goethe)

Imagination

„Die Sprache des Absoluten spricht, wer die sichtbare Welt in symbolische Wahrheit zu verwandeln versteht." (Novalis)

- Imaginäres Erleben wird dadurch möglich, indem wir die Form unseres Bewusstseins durch meditative Wahrnehmung „verflüssigen". Es ist wie ein Eintauchen in die Welt der Gleichzeitigkeit von Zeichen, Sinn und Erleben.

- Imaginative Wahrnehmung ist experimentell und empirisch. Experimentell, weil die Elemente der Sinneswahrnehmungen wie: Freude, Schmerz, Farben, Geräusche, Formen, Struktur, Druck, Gerüche etc. verwandelt werden (können). Empirisch, weil wir von diesen inneren Wahrnehmungen in der gleichen Weise sprechen können, wie von äußeren Sinneseindrücken.

- Die Imagination im Heilakt ist auch ideell, indem wir die „vollkommene Form" des Heilsuchenden imaginieren. Sowohl auf archetypischer, physischer, energetischer als auch seelisch-wesenhafter Ebene.

„Einsicht gib mir
den genauen Namen der Dinge!
Lass mein Wort
Das Ding selbst sein,
von meiner Seele neu erschaffen." (J.R. Jimenez)

Intuition

„...die imaginativ oder intuitiv erworbenen Symbole sind Zeichen des Weges, der Wanderschaft und einer nie endenden Verwandlung..." (H. Kessler)

- Im intuitiven Erfassen offenbaren sich Zusammenhänge, die weit über die Einbildungskraft durch Phantasie hinausreichen.

- Der intuitive Blick, oder besser: die intuitive Erfahrung, ist derart eindringlich in seiner Schärfe der Wahrnehmung von Wirklichkeit, dass sich das ganze Menschsein förmlich von seiner „Bodenhaftung" befreit.

- Wie sich das normale Leben auf den phänomenalen Pol bezieht, so bezieht sich die Intuition auf den transzendenten Pol des Daseins. Dadurch erhält diese Erfahrungswelt der Intuition ihren unvermuteten, unvorhersehbaren und überraschenden Charakter.

- Intuition ist die gefühlsmäßige Annäherung an unseren substantiellen Wesenskern, welcher uns zum Geistigen hin disponiert und motiviert.

Inspiration

„...Sagen der Inspiration, die nicht die Gabe schöner Worte oder Gesänge ist."

„...eine Beunruhigung, die mich aus dem Kern meiner Substantialität verjagt." (E. Levinas)

- Inspiration wirkt als Antriebskraft des schöpferischen Prozesses, in dem sich die Transzendenz offenbart.

- Wenn wir hellwach sind in den lichten Momenten jenseits unseres diskursiv veranlagten Verstandes, also jenseits unserer Intentionen (aber gut durch sie vorbereitet), werden wir durchdrungen, durchlichtet und erhoben (im Gegensatz zum abgehoben Sein, welches Resultat einer psychischen Verdunkelung unseres Bewusstseins ist). Sind wir ganz von Hingabe an das Licht der Inspiration erfüllt und von dessen Geist durchdrungen, so werden unsere Fragen „gefunden“ und unsere Sehnsüchte gestillt.

Das Sterben

„Wer unsere Andacht spürt in dieser Welt, wird Wort und Kuppelsaal in jeder Seele. So wirk und bete, dass sie dir nicht fehle: Von dir hängt's ab, wie lauter sie sich hält. Geh still und heiter den Zypressengang, ins Todeslicht als Gottesbild und – Klang.“ (R. Schott)

- Sterben vollzieht sich energetisch in drei Schritten:
  - Von der Solarplexusebene in den Herzraum = Zentrierung.
  - Erwachen und Überschreiten der Kopfzentren = Lassen der inneren Bilder und Konzepte.
  - Physischer Tod = Trennung

Im Augenblick des Sterbens,
Nichts halten, ist nur Wandlung - ein Geben,
Hingegeben,
Hinein – ins unbekannt Erahnte,
Ins immer schon Gewusste,
Ins immer schon Gelebte,
Aufgenommene und
Ausgehauchte.

„Das Nichts ist unmöglich. Meine Einsamkeit wird dergestalt durch den Tod nicht bestätigt, sondern durch den Tod zerbrochen.“ (E. Levinas)

Wirkung

„Es ist ein natürliches Streben, dass ein Mensch, der eine Wirkung gewahrt, nach der Ursache fragt. Daher war auch das Staunen der Phi-

losophen der Ursprung der Philosophie, weil sie nämlich Wirkungen sahen und sich wunderten und nach der Ursache fragten. Dieses Streben kommt erst dann zur Ruhe, wenn es zu einer ersten Ursache gelangt, die Gott ist...“ (Thomas von Aquin)

- Die Heilkräfte wirken auf alle Ebenen des Menschen ein: den physischen, energetischen und seelischen Körper. Da der Mensch ein offenes System darstellt, kommt es zu einem permanenten Stoff-, Energie- und Informationsaustausch.

- Die Natur ist hierarchisch strukturiert. Daraus ergibt sich eine schichtenübergreifende Grundsituation. Die Heilkraft muss von der feinstofflichsten Energieebene, zu den weniger feinen Bereichen, bis hinunter in die grobstofflichste Ebene zur Entfaltung gebracht werden. Diese Schichten stehen im Austausch und in Verbindung mit den sozialen, emotionalen, materiellen und kosmischen Lebenszusammenhängen des Menschen.

- Die heilende Wirkung tritt durch eine essentielle Information aus den feinstofflichen Wirkkräften ein, nicht durch eine materielle Substanz.

„Machen ist keinesfalls mit Wirken zu verwechseln. Machen macht bestenfalls Macht, die aber jederzeit in Ohnmacht umschlagen kann. Wirken dagegen bewirkt Wirklichkeit. Bewirktes hat Dauer. Gemachtes zerfällt. Am Wirken ist die ganze Wirklichkeit des Menschen beteiligt. Das Wirken, das den stetigen, lebenserhaltenden Wandel bewirkt, ist eine Vollzugsform der größeren Wirklichkeit, jener, die sowohl die sichtbare als auch die unsichtbare umfasst. “ (J. Gebser)

Fragen an den Heilsuchenden

„Glauben an Gott heißt, dass er nicht unsere Idee ist, sondern dass wir seine Idee sind. Es bedeutet also „Umkehr" der Perspektive, Bekehrung. Wenn Gott ist, dann ist das das Wichtigste, wichtiger, als dass wir sind." (Robert Spaemann)

- Kennst du die Hintergründe und den Ursprung deiner Schmerzen, Konflikte und Probleme?

- Bist du bereit, wenn notwendig, dein Leben zu verändern?

- Was tust du, um dich seelisch-kreativ und schöpferisch zu „ernähren"?

- Lebst du so, wie du es tief in deinem Herzen wirklich möchtest?

- Was würde sich in deinem Leben ändern, wenn du diese Schmerzen, Probleme, Konflikte nicht hättest?

- Welche Antworten hast du bis jetzt zu den drei großen Fragen des Lebens gefunden:

Woher komme ich? Warum bin ich hier? Wohin gehe ich?

„Zur fernsten Sphäre, die viel weiter kreist,
steigt aus dem Herzen auf mein sehnen:
es ist das neue Wissen, das mit Tränen
die Liebe in uns legt, welches uns nach oben reißt." (Dante)

Ausklang und Nachklang

Wanderer sind wir
Du und ich
Begegnende an vielen
Kreuzungen des Lebens –
Oft schon
Sahen wir Augen der Hoffnung
Bekränzte – und erwartungsvoll
Geöffnete Türen –
Doch meist grüßten wir
Aus der Ferne
Als würden wir
Den Horizont vermessen –
Als fürchteten wir die Tränen
An den Wundrändern der Seele...
Lass uns nun eintreten
In das ganze Dasein
Ganz ja sagen
Ohne Weltfurcht
In den Gliedern –
Zeigen wir ohnehin
(durch unser Leben)
In das Geheimnis
Jenseits der anderen Zeit-
Von wo unser Licht
Keine Schatten mehr wirft
Geht es doch aus uns aus
Wie der östliche Wind
(aus den Quellen der Sterne)...
Lass dich nun berühren
Von der Helle

Schweigender Hände
(dem Heil ihrer Art)
Die deinen verschlossenen
Namen gebären –
Durch die Arche (des Augenblicks)
Wirst du gerettet
Hinein in die gänzliche Liebe
Des Herzens innerste Kraft –
Hinauf an die ortlose
Grenze des Himmels
Wo alles Blut
Der einen Wunde (verwandelt)
Deinem Lichte verfällt...
(Denn alles Liebende
Geht uns zu
Wächst uns entgegen
Für eine füllige Dauer –
Als würde selbst
Ein Stein zerfallen
Wie der selige Tod)

Anhang

Vieles konnte in diesem Buch nur angedeutet und skizziert werden.

Für alle, die an einer vertieften und ernsthaften Auseinandersetzung zum Thema „Spirituelles Heilen" interessiert sind, möchten wir auf folgende Seminare und Ausbildungen an unserer Ausbildungsstätte in Wien hinweisen.

AUSBILDUNG

„Heiler werden"

zweijährige Ausbildung im spirituellen Heilen

Voraussetzung:

- Diese Ausbildung ist für alle unvoreingenommenen, nüchternen und erdverbundenen Menschen, die einen seriösen Zugang zu ihren heilenden und medialen Kräften suchen, und diese für sich selbst und andere zur Verfügung stellen wollen.

- 18 eintägige Workshops (immer samstags) und je einen Übungsabend (1x im Monat).

- Diese Ausbildung kann sowohl für die persönliche Entfaltung als auch zur beruflichen Ausübung verwendet werden.

- Die Ausbildung wird von verschiedenen Dachverbänden für spirituelles Heilen wie z.B. dem DGH (Dachverband für geistiges Heilen (Deutschland) und der AESE (Asociacon Espanola de Sanadores Espirizuales – Spanischer Verband für spirituelles Heilen) anerkannt.

Im Anschluss an die Ausbildung findet ein einjähriger Lehrgang statt (1x monatlich), der die Ausbildung ergänzt und vertieft.

Intervision / Supervision / Intensivierung

HEILPRAXIS- UND FORSCHUNGSGRUPPE

- 1mal im Monat (abends von 18.00 Uhr bis 20.30 Uhr)

- Voraussetzung: Abschluss der „Heiler werden" - Ausbildung oder in Ausbildung befindlich.

- Diese Gruppe ist für Jene, die schon Praxiserfahrung gemacht haben und diese vertiefen wollen bzw. für Jene, die sich noch Begleitung und Unterstützung (Supervision) auf dem Weg zur Heilertätigkeit wünschen.

Inhalte:

- Kreative Lösungen im Umgang mit kranken Menschen.

- Einladung und Arbeit mit Heilsuchenden (Hilfestellung zu bereits laufenden Heilungen).

- „Heilung der Heiler".

- Erfahrungsaustausch (Weitergabe, Entwickeln von neuen Heiltechniken, Vertiefung des Heilwissens).

- Förderung der individuellen Entfaltung des Heilers.

HEILKREIS und LICHTKREIS

- 1mal monatlich (von 18.00 Uhr – 20.30 Uhr)

- Der Heilkreis ist ein fortlaufender, hermetischer Jahreszirkel, der nach Abschluss von 12 Treffen wieder für neue Teilnehmer geöffnet wird.

- Jenseits der „spirituellen Flachlandwege" wird in einer intensivierten (tiefenphänomenologischen) Praxis die spirituelle Entfaltung eingeübt.

Voraussetzung:
Der Heilkreis richtet sich an jene Menschen, die an einer ernsthaften und auch freudvollen, spirituellen Praxis interessiert sind.

Die Inhalte werden prozesshaft entwickelt.

INTERDISZIPLINÄRE SPEZIALSEMINARE

„Arzneien zum Wiedererwecken des inneren Lichtes“

- Alchemie des Heilens im Lichte des Schicksals (Miasmenlehre in heutiger Sicht).

- Energiekörper-Operationen (Der Ätherleib im Mittelpunkt des Heilens).

- Der Sprung in die Transzendenz (Entmystifizierung des Spirituellen).

- Der betende Mensch (Übungsweg im Alltag).

- Spirituelle Psychologie (Transpersonale Seelenheilkunde).

- Propädeutik der Gesunderhaltung (Was hilft?).

- Schichten und Aufbau des Seins (Wesen und Ursprung des Selbst).

- Vom Homo Sapiens Sapiens zum Homo Amans (Tiefenphänomenologischer Liebeszauber).

- Vom Wesen der Ähnlichkeit.
  - Teil I: Homöopathie und Biotensor
  - Teil II: Arzneien zur Wiederbelebung der Weisheit

- Schöpferische Indifferenz (Vom spielerischen Gelingen der Gegenwart).

- Weg des Mannes – Weg der Frau („Von zweien im Fleische" zur „Einheit im Geiste").
- Das Übersinnliche auf dem Prüfstand (Geist – Geistig – Ghost).
- Von der Möglichkeit des Unmöglichen (Zeichen und Wunder).
- Der Mensch auf dem Weg zur Weisheit (Sophiologie als Lebenshaltung).
- Der spirituelle Weg und seine Gefahren (Erscheinungsformen und Klärungen).
- Im Kraftfeld des Geistes (Vom Heilströmen der Wirklichkeit).
- Der einzigartige Rang Bô Yin Râ's (Woran erkenne ich einen Berufenen).

Wonach sehnst du dich am meisten in deinem Leben?

Welche Veränderung in deinem Leben würde dir am meisten Angst machen, wenn du dich ganz deinem spirituellen Weg hingibst?

Was würdest du ändern müssen, wenn du dich ganz nach deinen inneren Werten, Erkenntnissen und inneren Wahrheiten orientierst?

Ausbildungsstätte INTER-VIEW

Ort:
Wasagasse 31/4
A-1090 Wien
Leitung: Heinz Rataj
+43 1 3192314

Organisation:
Martina Mayr
+43 699 111 066 59
http://www.inter-view.at
info@inter-view.at

Personenregister

Literaturverzeichnis

Behnke, E.: Beiträge zur integralen Weltsicht, Vol. IX., S. 54

Bloy, C.: Konferenz – de la fuente, 1993, S. 156

Bô Yin Râ: Das Buch vom lebendigen Gott (Kober 1981), S. 95

Bô Yin Râ: Das Gebet (Kober 1981), S. 39

Bô Yin Râ: Gesamtausgabe (Kober 1981), S. 34

Bô Yin Râ: Gesamtwerk (Kober, 1981), S. 84

Bô Yin Râ: Okkulte Rätsel (Kober Verlag 1962), S. 14

Bollnow, O. F.: Mensch und Raum (Kohlhammer 1994), S. 23

Bossard, R.: Grenzgebiete der Wissenschaft 41/ 1992, S. 69

Brihad-Aranyaka U.: 4/3/21-22, S. 61

Brunton, P.: Die Weisheit des Überselbst (Rascher 1954), S. 37

Bucke, R.: Kosmisches Bewusstsein (Insel 1993), S. 25

Binggeli, B.: Primum Mobile (Amman 2006), S. 85

Brennan, B.: Lichtarbeit (Goldmann Verlag), S. 153

Brunton, P.: Karma (Bauer Verlag), S. 131

Cassierer, E.: Philosophie der symbolischen Formen, in O. W. Bollnow, S. 23

Eliade, M.: Das Heilige und das Profane (Rowohlt 1957), S. 23

Epos von Lenau: „Die Albigenser“ in: Denis de Rougemont (Diogenes 1987), S. 93

Heiler, F.: Das Gebet in: H. Timm: Von Angesicht zu Angesicht (Gütersloher Verlagshaus 1992), S. 33

Gebser, J.: Gesamtwerk Bd. 1-7 (Novalis 1986), S. 52, 54

Gebser, J.: Vortrag: Urangst und Urvertrauen (Radio Bremen 1973), S. 87

Gehrts, H.: Initiation, in Gorgo, Nr. 8, Jg. 4, S. 151

Goethe, J. W.: Faust (Fischer 1983), S. 42

Granet, M.: Zur Semiotik der Präsenz: Das chinesische Denken (Suhrkamp 1985), S. 55

Grof, S. und C.: Spirituelle Krisen (Kösel Verlag), S. 156

Grössing, G.: Die Information des Subjekts (Turia und Kant 1997), S. 71

Grove/Panzer: Das Trauma heilen (VAK Verlag), S. 127

Hammerschlag, C.: Die tanzenden Heiler (Auer 2003), S. 36

Hayward, J.: Die Erforschung der Innenwelt (Insel 1996), S. 66

Hellbusch, K., in: Beiträge zur integralen Weltsicht- Vol. XV 2000. S. 68

Hillmann, J.: Selbstmord und seelische Wandlung (Daimon Verlag), S. 147

Husserl, E.: Erfahrung und Urteil (Meiner 1957), S. 45

Jaspers, K.: Allgemeine Psychopathologie (Springer 1973), S. 24, 26

Johannes, 9. 1-3. S. 81

Josuttis, M.: Religion als Handwerk – Zur Handlungslogik spiritueller Methoden (Gütersloher Verlagshaus 2002), S. 99

Jullien, F.: Das große Bild hat keine Form, (Wilhelm Fink Verlag), S. 150

Jung, C. G.: Naturerklärung und Psyche (Rascher 1952), S. 96

Kampenhout, D. v.: Die Heilung kommt v. außerhalb (Auer 2001), S. 23

Kawai, H.K.: Gorgo, Nr. 8, Jg. 4, S. 149

Keiji, N.: Das Sutra der vollkommenen Erleuchtung: Was ist Religion? (Insel 2001), S. 48

Korintherbrief XIII, 1,2,8 S. 41

Knauss/Sonnenschmidt: Ehrenkodex für Heiler und Medien., S. 131

Kranz, G.: Studien zu C.S. Lewis, Michael (Claasen Verlag, 1983), S. 13

Krohne, H.: Schule der Geistheilung (Kösel Verlag), S. 153

Küng, H.: Projekt Weltethos (Piper 1990), S. 79

Labyrinth, das: Mythos und Wirklichkeit (Shedalle 1999/2000), S. 143

Lao, T.: Tao Te King (Diederichs, 1993), S. 17, 150

Larsen, J. A.: Der Golem, Nr.4/14., S. 16

Levine, P. A.: Trauma Heilung (Synthesis Verlag), S. 128

Maharshi, R. M. S.: Konzentration und Verwirklichung (H. Schwab Verlag 1958), S. 14

Marcel, G.: Geheimnis des Sein Herold 1952), S. 78

Meister E.: Predigten und Traktate (Diogenes, 1979), S. 19

Meister E.: Deutsche Predigten und Traktate (Diogenes 1963), S. 43, 59

Mennerich, O.: Zeitwende (Martin 1979), S. 87

Mironov, M.: Connection, 19. Jg, Nr. 5, S. 44

Müller, K. E.: Das magische Universum der Identität (Suhrkamp 1987), S. 91

Münzer, J. (Transpersonale Psychologie und Psychotherapie, 1/2003), S. 147

Otto, K.: Goethe – Leben & Werk, Fischer, S. 138

Otto, M. A. C.: Der Anfang (Fermenta philosophika 1975), S. 36

Picard, M.: Der Mensch und das Wort (Rentsch 1955), S. 82

Plotin: „Ausgewählte Schriften" (Reclam 2001), S. 94

Rataj,H.: Gedichte / Haikus / Meditationen (in Vorbereitung), S. 57, 64

Rataj, H.: Heil-Wirkung, Edition Inter-View, 2007 S. 13

Rataj, H.: Lichtungen im Augenblick – Gedichte, Haikus, Meditationen (in Vorbereitung), S. 57

Raum & Zeit, Nr. 115, Jg. 20. S. 153

Scaligero, M.: Das Licht (edition tertium 1994), S. 85

Schmitz, H.: Der Leib, der Raum und die Gefühle (edition tertium 1998), S. 71

Splett, I. und J: Meditationen der Gemeinsamkeit (Kovac 1996), S. 30

Stastny, R.: Philosophische Praxis (Passagen Verlag 1994), S. 65

Steffensky, F.: Schwarzbrot Spiritualität (Radius 2006), S. 102

Steynar, E.: Gnostika, Jg. 2, Nr. 4, S. 49

Verity, A.D.: Blueprint 3- (Seminarscript), S. 77

Vollbehr, H.: Urvertrauen und Heilung- in: Beiträge zur integralen Weltsicht Vol.VIII., S. 37

Wei, W.: Das offenbare Geheimnis (Lüchow 1998),S. 66

Weier, W.: Grundlegung einer dimensionalen Anthropologie (Elementa XLIV 1986) ,S. 92

Weier, W.: Das Phänomen Geist (Wissenschaftliche Buchgesellschaft 1995), S. 105

Wirtz, U.: Transpersonale Psychologie und Psychotherapie 1/2003, S. 130

Ziegler, A.J.: Körpermythen- (Gorgo 7/ Jg.4), S. 81

Zimmermann, W.: „Ich Bin" (Drei Eichen 1948), S. 94

Zsok, O.: „Der mühsame Weg zum Geistigen" (EOS 1999), S. 94